EL ESTRÉS
LA FAMILIA
Y SU CULTURA

Elena Sánchez Alonso

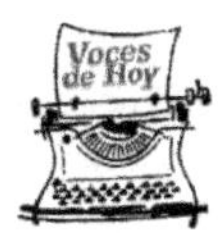

Editorial Voces de Hoy

El estrés, la familia y su cultura
Primera edición, 2016

Edición, diseño interior y composición:
Josefina Ezpeleta
Imágenes interiores:
Fiorella Vano
Diseño de cubierta:
Juan José Catalán

ISBN: 978-1727097207

Editorial Voces de Hoy
Miami, Florida EE.UU.
www.vocesdehoy.net

Dedico este libro a todas las familias que sufren por causa del estrés y necesitan conocer sobre este tema, a mi familia y en especial a mis hijos, nueras y nietos, y a la memoria del cubano que nos enseñó a pensar, a experimentar y a valorar: al sacerdote Félix Varela.

Agradecimientos

Agradezco a Dios el poder culminar este libro con temas de carácter social-investigativo, con el que pueden realizar una mirada renovadora.

Agradezco a los expertos por sus obras realizadas que me proporcionaron los conceptos científicos básicos para una fundamentación.

Agradezco a mis padres y padrinos ya desaparecidos por mi bautizo como bendición y para el logro de una espiritualidad básica.

Agradezco a la Editorial para que este libro salga a la luz como apoyo a las familias.

Introducción

Al realizar mis estudios sobre este tema pude valorar que, hacer cambios desde adentro de nosotros mismos, es una de las maneras de trabajar para evitar el estrés, senda que puede y debe transitar todo ser humano para despojarse de las manifestaciones negativas interiores que lo pueden fomentar. Los expertos y estudiosos plantean que aproximadamente un 90% de la población mundial lo sufre y la mayoría de ellos sin saberlo siquiera. Conociendo estos datos se puede apreciar la necesidad de enfocarnos hacia el conocimiento del tema, promocionarlo y orientar a las familias para que puedan hacer una mirada renovadora, al conocer lo referente a este mal arcaico, partiendo de cómo se origina, de sus manifestaciones, de las formas de prevenirlo y de la manera de neutralizarlo. Este es el motivo por el cual nace este libro con el que usted puede llegar a:

- Comprender la importancia de llevar a cabo acciones para la prevención del estrés desde lo personal y de una manera consciente, basado en la visión del beneficio general que proporciona trabajar contra esta patología dañina.

- Reconocer algunas de las situaciones de nuestra vida cotidiana que nos pueden hacer padecer de estados de estrés y de toda la cadena dañina de enfermedades que pueden derivarse de estos.

- Apreciar que en realidad este tema es un problema que nos concierne a todos en familia, por la influencia negativa que ejerce al ser humano en su personalidad actuante.

- Lograr identificar si algún miembro de la familia lo padece después de conocer las maneras de manifestarse en cada una de sus etapas, como primer paso a realizar en la lucha contra este mal arcaico.

- Reconocer, en el devenir histórico que presento, las diferentes herramientas que se utilizan de ayuda y autoayuda.

- Valorar e identificar qué es lo que nos falta por hacer para el logro de un completo relax, desde el plano individual y familiar, como esperanza para una vida gratificante.

- Conocer otras herramientas de autoayuda que se pueden utilizar para prevenir el estrés, basado en los conocimientos científicos novedosos que tendrán la oportunidad de enterarse.

Me fue difícil estudiar y determinar, como analista e investigadora, la manera de escribir este libro, por lo polémico del tema, pero uniendo todos los puntos de vista a pesar de lo contradictorio y de las yuxtaposiciones existentes, pude encontrar la forma. Me apoyé en artículos en la prensa, conferencias y bibliografías que contienen informaciones sobre la salud mental, la medicina interna, la cultura física, la psicología y la teología, entre otras, que me sirvieron para llegar a conclusiones y que forman parte del contenido de este libro.

Es muy importante darles a conocer esos conceptos científicos inferidos sobre el estrés y sobre otras herramientas de autoayuda posibles a usar, con el fin de que ustedes después lo valoren para que puedan tomar diversas acciones en la prevención desde el plano individual-familiar y a nivel de la sociedad. Es por ello que podrán ver en próximas páginas que les presento algunos de los planteamientos científicos inferidos por especialistas desde otras épocas y hasta nuestros días que estudiaron y estudian este mal, y que han reconocido la relación e influencia del estrés en la salud mental y física del ser humano, incluyendo su vinculación directa con la espiritualidad positiva para el logro del completo relax.

Retomé especialmente la información de una conferencia dictada por el Dr. Cristian Mendoza.

Uno de esos conceptos planteados según la cultura física y que describo detalladamente en el libro es el que nos da a conocer la existencia de una *dotación natural* que posee todo ser humano desde su nacimiento, llamada respuesta de relajación física. Se asegura, según estudios realizados, que ellas desempeñan un rol importante para que los seres humanos puedan lograr relajarse físicamente y se afirma que si estas no se llegan a desarrollar, las personas pueden ser proclives a padecer de estrés. La existencia de esta dotación es casi desconocida por los hombres en la actualidad, porque no se ha difundido este tema como lo requiere, pero ahora podrán conocerla y valorarla ustedes mismos a medida que vayan leyendo estas páginas.

Otro de esos conceptos es el que nos plantea la necesidad de lograr una espiritualidad equilibrada en los individuos que estén en desbalance, al ser ella otra de las fuentes controladoras de las sensaciones y de las emociones para contribuir con la prevención del estrés por estas causas. Un ejemplo de este tipo de desbalance es cuando presentamos la incapacidad de perdonar a otra persona produciéndose desequilibrios emocionales, sentimentales, pérdida del control, de la seguridad y de los valores; dañándonos primero a nosotros mismos al fomentarse en nosotros el odio, quedando heridas sin sanar tanto en el plano del pensamiento, del alma y del corazón. Todo ello afecta la mente y el normal funcionamiento orgánico-físico.

Es muy importante que las personas conozcan esta posición negativa y los daños que puede originar, y que al mismo tiempo comprendan la necesidad de ir a la búsqueda de las otras posiciones positivas para evitarlo. He aquí la importancia de incluir los temas del desarrollo de la espiritualidad positiva y que lleguen a ser valorados en el plano individual, familiar y social.

Amigos lectores, en mi opinión, muchos de ustedes se han hecho algunas de las preguntas siguientes que les podrían ser útiles realizarlas cuando están enfrentando problemas, porque pueden llevar a realizar un auto-análisis sobre las posturas negativas que adoptan ante situaciones indeseadas que superan los límites de la cotidianidad.

- ¿Estamos actuando como seres humanos si albergamos internamente sentimientos destructivos y de lucha hacia otras personas de nuestro entorno?

- ¿Qué hacemos contra las emociones negativas que llegan a dominarnos y nos mantienen con sentimientos encontrados, con alertas infructuosas, odios, desequilibrios y afectaciones psíquicas?

- ¿Será por la causa de una decadente espiritualidad humana, que no logramos erradicarlas para sentirnos mejor y ser mejores personas?

- ¿Se relaja todo nuestro ser interior cuando aplicamos solamente las técnicas de relax físico, que es lo que acostumbramos a realizar siempre?

Estoy segura que podrán responderlas ustedes mismos cuando terminen de leer este libro, según su propia capacidad de análisis y, ajustado al derecho de su libre albedrío, tomarán una opinión muy particular, porque todo debe ser aceptado de manera consciente como algo básico para que se puedan lograr los cambios necesarios. La espiritualidad positiva sería una meta inteligente a trazarse como intento de mejora, pero hay que tener presente realizarla de manera organizada, es decir por pasos; primero conocer las causas, segundo seleccionar las vías para las acciones, y tercero aplicarlas con herramientas ajustadas a las necesidades y a las posibilidades particulares.

Les muestro las relaciones que deben existir entre ambas respuestas —físicas y espirituales— para que el ser humano pueda llegar a sentirse en completo relax.

Trato de explicarles con un vocabulario técnico, sencillo, claro lo esencial para que pueda ser fijado, valorado y comprendido por todos; en especial que lleguen a reconocer que es parte de una cultura de esperanza para el bienestar, a darnos desde cada familia, porque todo tiene solución si nos lo proponemos en conjunto conociendo cuál es el problema para enfocarnos en la búsqueda de su erradicación.

Este es otro conocimiento a adquirir por toda familia, debido al papel dañino que representa el hecho de que lo padezcan sus hijos en la etapa escolar y que se manifiesta de forma negativa en el proceso enseñanza-aprendizaje, al refrenar su normal avance intelectual e influir en que no pueda alcanzar el nivel académico necesario en cada grado. Esta puede ser una de las causantes de las llamadas decepciones escolares que los lleva a privarlos de una verdadera formación vocacional, aun teniendo el talento. He aquí la importancia de que los padres, alumnos, profesores y la población en general conozcan sobre los daños que puede ocasionar el estrés, porque solo estando consciente del problema es que puede comprender la necesidad de enfocarnos para trabajar en la búsqueda de su solución.

El *bullying*[1] es otra de las causantes de estrés en los estudiantes, desarrollándose a diario de manera progresiva. Por su causa las personas viven muchos tipos de aflicciones por la impotencia que genera, y en algunos casos los lleva a que les afecte la autoestima. El *bullying* afecta a niños, adolescentes y jóvenes que resultan víctimas de inquietantes intimidaciones o burlas, llevándolos a cometer actos contra ellos mismos, como es el caso de los suicidios; al llevarse por las compulsiones toman la opción de huida para escapar del problema acosador.

Ocurre algo peor cuando son llevados por los estados ansiosos y de lucha propiciando el enfrentamiento con violencia hacia otros, ajustados a los frecuentes trastornos de conductas y a la toma de venganza, catalogados como hechos de actos homicidas en las escuelas y lugares públicos, lo cual ha costado las vidas de otros estudiantes y profesores. Estas situaciones están casi siempre relacionadas con la patogenia del estrés, no conocido y no atendido, desde ninguno de los planos mencionados anteriormente.

El ser humano en su vida práctica mantiene la tendencia de acoger, aprender, asimilar, absorber, memorizar y tomar a pecho con mayor facilidad e intensidad todo lo negativo o malo que le han dicho, le han hecho, que ve y le sucede. Todo esto influye de igual manera negativa en sus estados anímicos mentales, lo cual lo llevan casi siempre a enfermarse. Este es otro planteamiento científico de valor a conocerse porque confirma y corrobora la veracidad de la importancia del tema, de la necesidad de tomar acción

---

[1] Este concepto se refiere al acoso escolar y a toda forma de maltrato físico, verbal o psicológico que se produce entre escolares, de forma reiterada y a lo largo del tiempo. *(N. del E.)*

para lograr cambios positivos en nuestros modos de vida interpersonales, familiares, de estudio y con los del medio laboral.

La familia es la célula básica del conjunto de la sociedad, catalogada como la primera escuela que siembra la base educativa desde su propio seno y la primera que puede realizar todo tipo de cambios con los estilos de vida necesarios, programándolos mientras que sus hijos estén bajo su tutela. De ahí la importancia de que la familia debe estar instruida para conocer la manera de realizarlos.

Después de conocer sobre este tema podremos evaluarnos y reconocer si hemos fallado en algunos aspectos como personas. Casi siempre descuidamos la esfera de la espiritualidad en nuestras vidas y familias, todas por cumplir con las exigencias del trabajo para la obtención de lo necesario materialmente y ya desde ahí se inicia el desequilibrio mental humano con su desbalance dañino al no atenderse este otro lado, quedando oscuro y con lagunas en la mente de cada individuo estos patrones.

Pero siempre que se aprende estamos dándonos otras oportunidades sabias y al conocer sobre este tema se va a dar cuenta que ya usted ha dado el primer paso necesario para iniciar este proceso de renovación y sanación, si es que lo desea realizar por usted o si alguno de sus familiares lo necesita, porque con solo la realización de la observación cotidiana a todos los miembros se puede apreciar si es necesario que sean atendidos o no, tan solo después que termine de leer este libro.

En mi criterio no se debe obviar la necesidad del desarrollo de una espiritualidad positiva en el entorno familiar, aunque sabemos que no es fácil dedicar tiempo a educarnos, mucho menos a los demás. Pero si existen miembros que necesitan ser atendidos por presentar desbalances emocionales, especialmente si son niños, adolescentes y jóvenes que estudien, hay que tomarlo como una necesidad a priorizar y un plan a programar, porque las tensiones se deben aflojar de manera programada y teniendo en cuenta las diferentes edades. Muchos analistas sugieren que cuando existen estas situaciones es aconsejable acercarse a congregaciones o instituciones especializadas para que todo funcione mejor, porque el trabajo debe ser en conjunto y con la ayuda de un personal calificado.

He aquí la necesidad de trabajar y poder podar el árbol de la vida de nosotros mismos, para darnos la oportunidad de que nos retoñe otra rama nueva en la mente, en el espíritu, en el alma y en todo el cuerpo para una vida gratificante desde esta que estamos viviendo y para la otra prometida por Jesús, si profesamos esa fe.

El problema de la pobre espiritualidad en los seres humanos, por no haberla desarrollado, ha sido estudiado y valorado por hombres de ciencias y de la cultura. Muchos de ellos nos han dejado sus puntos de vista y criterios en sus obras escritas que al leerlos pueden funcionar como patrones positivos animadores y educativos. De ahí que desde esta introducción del libro les voy a insertar estos pensamientos que develan la necesidad de cambios de posiciones y de actitudes en el ser humano como motor impulsor loable y para lograr una mejor salud mental-física.

Lo menos frecuente en el mundo es vivir. La mayoría de la gente solo existe, eso es todo.

OSCAR WILDE

El aburrimiento, el enfado, la tristeza o el miedo no son «tuyos», no son personales. Son estados de la mente humana. Vienen y van. Nada de lo que viene y va eres tú.

ECKHART TOLLE

Nada ha cambiado, excepto mi actitud. Por eso, todo ha cambiado.

A. DE MELHO

No puedes controlar todas las situaciones de tu vida, pero sí puedes controlar todas tus actitudes hacia esas situaciones.

ZIG ZIGLAR

Ser honesto puede que te aleje de muchos amigos, pero te dará los amigos adecuados.

JOHN LENNON

Nuestra mayor gloria no está en no caer jamás, sino en levantarnos cada vez que caemos.

CONFUCIO

Dios convierte las crisis en oportunidades, las pruebas en enseñanzas y los problemas en bendiciones.

PAULO COELHO

1

¿QUÉ ES EL ESTRÉS?

Conocimientos iniciales para interpretar el contenido

Sistema nervioso humano	SN
Estado de respuesta al estrés en el ser humano	RS
Estado de respuestas de relajación física	RR
Estado de relajación espiritual desde nuestra alma como posición y fuerza neutralizante preventiva y sanadora	RE
Trabajar en pos del desarrollo físico y de la espiritualidad para hacer la diferencia necesaria contra el estado de estrés.	Binomio

Conceptos científicos sobre el estado de respuesta al estrés inferidos desde otras épocas

Existe infinidad de conceptualizaciones sobre el estrés, les mencionaremos algunas de ellas como referencia; todas son muy valiosas si son interpretadas como se debe y si se les da la importancia requerida para que desde su enfoque puedan prevenirse sus efectos destructivos, tanto de manera individual como familiar.

El doctor cubano Cristian Mendoza Rojo nos planteó en una de sus conferencias el criterio dado por un cronista chino hace más de 4,600 años, cuando no se había conceptualizado todavía esta patología:

Pero el mundo actual es diferente [...] el dolor, las calami-
dades y la maldad provocan una honda amargura [...] existe la
desobediencia y la rebelión, desde la mañana hasta las últimas
horas de la noche nos acosan influencias perniciosa [...] que
perjudican la mente y reducen su inteligencia, además de dañar
los músculos y a la carne [...]

Desde este planteamiento se pudiera pensar en el cáncer y en muchas otras enfermedades que se padecen actualmente y, basados en su predicción, estamos seguros del nivel de destrucción que puede causar el estrés al ser humano. En la actualidad se confirma su veracidad al fundamentarse el origen de las enfermedades que se le derivan y que conocerán más adelante.

Pueden darse cuenta que ya desde esa fecha se habla del perjuicio y de las causas que provocan caer en estado de estrés, cuando se plantea sobre las situaciones que vive el ser humano, de sus amarguras, del dolor, de las calamidades, de cómo esto va influyendo y perjudicando la mente, reduciendo la inteligencia y dañando el cuerpo humano.

El doctor Cristian en esa misma conferencia nos planteó otra de las teorías y nos dijo que a fines del siglo xx, en 1989, un autor cubano (A. González) argumentó lo siguiente:

El estrés es uno de los problemas de salud más importantes de
la llamada civilización moderna y sobre él no existe una
definición lo suficiente útil y objetiva; incluso hay quienes
plantean que es todo aquello que aumenta la secreción de
hormonas adrenocorticales de las glándulas suprarrenales.
Para nosotros sin duda, es «algo más» y resulta evidente su
influencia en la patogenia (origen) de ciertas enfermedades
[...]

Continuando su exposición, el Dr. Cristian nos da ya su punto de vista:

Mas no importa la fecha en que se escriba sobre el estrés, si es en el siglo xx antes o después de Cristo [...] El hecho que trasciende desde épocas es la realidad de una respuesta de tensión, ansiedad desagradable, que nos brinda temor o violencia unida a un cortejo sintomático con sudoraciones, pilo-erecciones o la llamada piel de gallina, taquicardia, latidos cardiacos fuertes o hipertensión arterial, el aumento del tono muscular y del metabolismo, el aumento del consumo de oxígeno, porque los tejidos necesitan más oxigenación cuando esto ocurre. Aumenta la masa en la sangre, incluso se deprime el sistema inmunitario, el cual nos defiende de las infecciones y de las diversas enfermedades.

Variadas circunstancias agresoras pueden llevarnos a un estado semejante a la lucha o huida.

Tiene sentido aquí referirnos a la idea inicial y a la definición, que ya se expresa como el término estrés según Hans Selye[2] (1936):

El estrés es una respuesta inespecífica del organismo ante cualquier demanda hecha sobre él. Es un patrón estereotipado, filogenéticamente arcaico muy antiguo en la escala animal que prepara al organismo para la lucha o huida.

Estas respuestas de la edad de piedra son provocadas por muchas situaciones de la vida moderna, cuando la actividad física es imposible o socialmente inaceptable.

El Dr. Mendoza continuó exponiendo en su conferencia y da de nuevo sus propios criterios:

Nos vemos involucrados a diario en un sinfín de eventos traumáticos físicos y psíquicos, el frío, el calor, las infecciones, las ofensas, las hostilidades [...]

---

[2] Endocrinólogo austriaco-canadiense (1907-1982) de origen húngaro. Conocido por sus estudios de los efectos del estrés en el cuerpo humano. *(N. del E.)*

> *El organismo responde a todo ello con un proceso multivariado donde intervienen los sistemas mental, nervioso, muscular y el endocrino, fundamentalmente.*
>
> *Se trata de la respuesta natural al agresor, de la que se vale el ser vivo para asegurar su equilibrio y su vida [...] El hombre en su desempeño vital ha desarrollado con frecuencia alarmante la respuesta de estrés (RS) malo y para combatirlo usualmente se refugia en los sedantes o tranquilizantes para «aflojar» su tensión.*

Dados estos elementos como resultado de mi análisis y autora de este libro agrego mi punto de vista sobre el estrés desde un plano integral generalizador.

El (RS) es el proceso mental-físico-químico alarmante que parte de una tensión emocional dependiente de una actividad funcional perceptiva sensorial subjetiva, que es enviada al cerebro de manera violentada, sincronizada y catalogada orgánicamente como algo deficitario, por causa de no haberse desarrollado la dotación natural dada y ahora no poder dar las respuestas de relajaciones (RR) necesarias al cerebro para lograr neutralizar todo el sistema alarmante funcional. Y por otro lado, por no tener desarrollada una espiritualidad positiva para las respuestas de relajaciones espirituales (RE) a fin de tomar una posición positiva que funcione como ente de apoyo preventivo y neutralizador al dar la confianza para que influya en el logro del control ante tal demanda de alarma emitida.

Para mí es importante reafirmar que el estrés es el causante de que ocurran los bloqueos mentales que impiden toda respuesta consciente del intelecto y el logro de una personalidad actuante social positiva, al constatarse que esos efectos dañinos internos se transfieren o pasan al plano externo, a sus relaciones escolares, laborales y socialmente útiles.

Con estos conocimientos se puede confirmar que el estrés tiene variadas formas de atenderse, y para ello se deben aplicar acciones para desarrollar el poder de neutralización como capacidad a lograr por el cerebro, desde el plano mental-físico y por otro lado, desde el plano espiritualidad-interno, que es a lo que pudiéramos llamar un trabajo en BINOMIO.

Sabemos entonces que los cambios necesarios los puede realizar el ser humano con el uso de acciones voluntarias enfocadas y programadas, basado en las experiencias científicas (teóricas y prácticas) conocidas y llevadas a sus funciones cotidianas para hacer la diferencia necesaria, desde nosotros mismos como autoayuda esperanzadora y en pos de una vida sana.

Planteamiento científico: la dependencia que genera el tratamiento para el control del estrés

Podemos decir que casi todos los tratamientos actuales con medicamentos como ayuda para tratar al estrés producen dependencia, y esta es otra enfermedad que puede padecer la persona, porque casi todos los llevan a la adicción. Reafirma este planteamiento el Dr. Mendoza en su conferencia cuando planteó: «hay que aprender a controlar la respuesta de estrés (RS) y no ser dependiente crónico de sustancias tranquilizantes».

Se sabe que los métodos actuales usados para combatir al estrés en el plano médico son los fármacos sedantes o tranquilizantes, que están compuestos por drogas para poder aflojar la tensión en general, pero que no facilitan la toma del control mental por sí solos; todo lo contrario, con el uso frecuente hace adicta a la persona que los utiliza y no la llevan a corregirlas desde el plano mental interno como individuo.

Pero la familia y población en general no conocen casi nada sobre la autoayuda y deben saber que existen herramientas favorables a aplicar que podrán conocer en los siguientes capítulos. En mi criterio, lo primero que debe realizar cada individuo y familia es conocer bien todo lo referente al tema y disponerse a un cambio en el estilo de vida, si ya es consciente de que hay que trabajar hacia el desarrollo de esas capacidades como respuestas positivas necesarias para el cambio mental y de esta manera poder prevenir el estrés. Si ya se padece, buscar y aplicar las vías idóneas para trabajar en pos de evitar que se forme la cadena dañina que este origina, desde los planos órganos de los sentidos, mental, sistema nervioso central, espiritual-motivacional, psicológico, moral, conductual, estético, social y físico que sabemos le ocurre a un individuo al padecerlo.

Crear un ambiente sosegado es muy difícil, pero se puede hacer de manera programada a partir de la familia y sus miembros. Se acostumbra que en los fines de semana se apliquen alternativas de visitar lugares que propicien distracciones para relajarse, asistiendo a playas, piscinas, cines, reuniones entre amigos, cenas, incluyendo numerosos juegos y deportes. En especial, tratar de obtener una comunión entre todos para el disfrute y el logro de un completo relax al mismo tiempo. Pero en la cotidianidad desde el hogar hay que crear acciones y situaciones que estimulen al grupo familiar, que los mantengan satisfechos en convivencia, y que todas estén enfocadas al logro de una espiritualidad positiva para la alegría y la salud a un mismo tiempo.

Planteamiento científico-social: la espiritualidad con las bases morales, éticas y relativas a las virtudes

El alma y el corazón del ser humano se inquietan cuando se produce un cúmulo de incertidumbres y estas los llenan de sufrimientos e insatisfacciones desde adentro, convirtiéndose en heridas sin sanar, desdoblándonos espiritual y físicamente. Por su causa se manifiestan los estados de desgano y las depresiones, o por el contrario, se pueden experimentar ansiedades que provocan desde su interior posturas de no aceptaciones, mostrándose con desesperos y reflejándose con desagrados, rechazos, enfados, soberbias, odios, elevándoles el ego. Estas posiciones los llevan a ser agresivos produciendo daños de toda índole.

He aquí la necesidad del desarrollo de la fortaleza espiritual positiva desde la suavidad o debilidad interior para el logro de la capacidad necesaria y poder dar respuestas de relajaciones espirituales (RE) desde esa paz controladora desde adentro y que se transfieren a la mente. Por lo que la espiritualidad con las bases fortalecidas —éticas y relativas a las virtudes— nos puede hacer actuar coherentemente dentro del marco de las exigencias de la vida familiar, centros de estudios y de trabajo, propiciando que se aminoren las apariciones de actitudes negativas que generen el surgimiento de los estímulos negativos que los lleven a caer en estados de estrés. Porque no se puede obviar que ocurren en nuestro diario vivir incontables divergencias y situaciones que nos pueden afectar al desanimarnos, y nos llevan a ser personas sin el dominio de una personalidad positiva.

El beneficio que nos aportaría buscar las herramientas para neutralizarnos desde nosotros mismos y alcanzar la fortaleza de una espiritualidad positiva que nos ayude a propiciarnos el equilibrio para una buena salud, es algo muy importante a valorar desde el propio seno de la familia. Un ejemplo de fortaleza espiritual a recordar y que nos dejó un testimonio de vida es el de la Madre Teresa de Calcuta, persona que fue tan frágil pero tan fuerte y equilibrada a la vez, llena de una alegría y gozo interior, vinculado con la espiritualidad en la fe y al servicio con sus obras. Esperar que seamos como ella no es posible para todos, pero tratar de llenarnos de paz y amor es algo que se necesita y puede lograrse si es que existen problemas en nosotros mismos y en nuestra familia. Ella misma nos expresa sus pensamientos sobre este tema.

Cada obra de amor llevada a cabo con todo el corazón, siempre logrará acercar a la gente a Dios.

Quien dedica su tiempo a mejorarse a sí, no tiene tiempo para criticar a los demás.

Planteamiento científico-social: influencia del estrés en la violencia doméstica

Sabemos que el estrés es un mal que va en aumento y una arista a ser mirada desde la familia ya que es uno de los tantos causantes de violencia y divergencias entre los individuos. Pudiéramos asociarlo a los casos de abusos de violencia doméstica, desde los planos verbales, emocionales, psicológicos y físicos.

Y si los que los ejecutan no fueron atendidos, desde el plano de la espiritualidad no han logrado elevar su sensibilidad humana a través del amor, para convertirlo en fortaleza positiva en la esfera afectiva volitiva, para la concordia, el perdón y a fin de poder ser mejores personas. De seguro, sin llegar a generalizar, a estos individuos solo se les aplicaron, para su relax, los sedantes, medidas disciplinarias, ejercicios, consejos terapéuticos, sin trabajar profundamente con el desarrollo de su espiritualidad positiva

Conceptos a evaluar: la relación de las raíces del estrés con el autismo

El autismo es otra patología que si es comparada con el estrés, es evidente encontrar similitud al ocurrir desde el plano mental. Los que lo padecen mantienen posiciones de huida al querer escapar de situaciones, de lugares donde deben socializar y, al desear sentirse solos, se aíslan como si vivieran en situaciones de inseguridades y miedos que los bloquean mentalmente, semejantes a las raíces de las manifestaciones del estrés. Ya se sabe que el espectro autista contempla varios diagnósticos —síndrome de Rett, trastorno generalizado del desarrollo (TGC), síndrome de Asperger y trastorno desintegrativo— que se determinan a través de métodos clínicos con el uso de la observación, encuestas y entrevistas. Se le aplican cuestionarios al niño que lo padece, a la familia y a los profesores de su escuela, con vistas a determinar los objetivos a cumplimentar para su estudio y encontrar el tratamiento. La ciencia aún no ha encontrado marcadores psicológicos ni biológicos que digan cuál niño es autista y cuál es su diagnóstico, al no aparecer señales físicas y no ocurrir nada fuera de lo normal visiblemente ya que los que lo padecen en sus inicios son iguales a los otros niños, ni tampoco saber cuál deba ser el tratamiento idóneo.

Para tratar este desorden psicológico solo se aplican terapias y actividades motivadoras con el uso de colores, figuras, animales, música, y buscándoles siempre los espacios para que tengan que interactuar con otras personas, animales y elementos del entorno. ¡He aquí otro problema social que reafirma lo importante que es conocer sobre el estrés y de su trabajo para llegar a prevenirlo y neutralizarlo!

Deben observar el esquema físico humano presentado en la próxima página, para ayudarles a la comprensión del proceso del estado de respuesta al estrés con mayor claridad y como otra fundamentación de este tema.

Descripción de cada una de las respuestas al estrés

Respuesta 1:
Disyuntivas o posiciones a adoptar,
luchar con violencia o huir con miedos

En estos casos llega un aviso perceptivo subjetivo del sistema nervioso sensorial al nervioso central, en el área del hipotálamo situado en zonas profundas del cerebro, estimulando de forma alarmante y negativamente, y ordenando una de las dos disyuntivas: luchar con violencia o huir con miedo. Se dice que la alarma del estado ansioso comienza con la aparición de sudoraciones en las manos, lo que se conoce como hiperhidrosis.

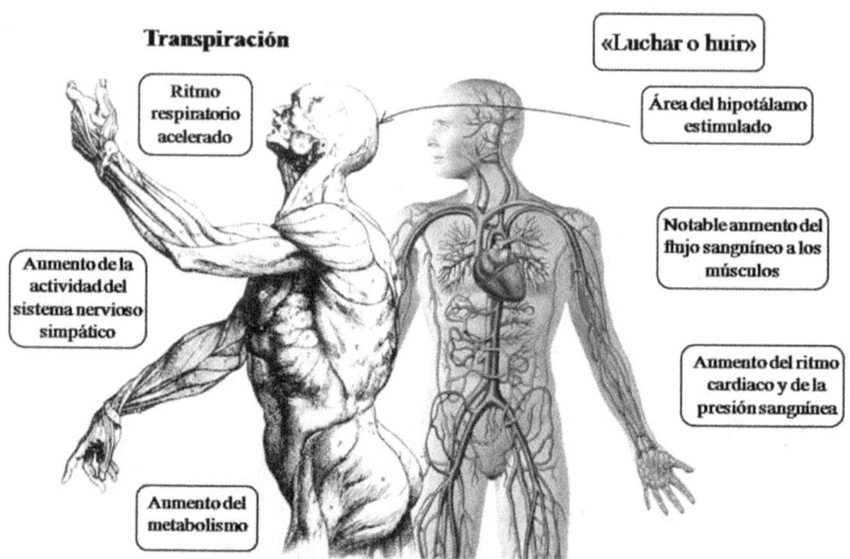

Esquema de nuestro Sistema Nervioso (SN), su papel en los procesos del estado de respuesta al estrés y de sus manifestaciones desde el plano mental-psíquico-físico de lucha-huida-enfermedad.

Respuestas 2 y 3: Aumento de la actividad del sistema nervioso simpático

Se ocasiona un notable aumento de la actividad del sistema nervioso simpático y es uno de los efectos primarios conocidos por el nombre de salto epigástrico o las nombradas «maripositas» productoras de los cólicos, embolias estomacales, gastritis, malas digestiones, todas por producirse el mal funcionamiento de los órganos del sistema digestivo. Por el violento modo de funcionar se produce el aumento del metabolismo en todo el sistema endocrino, porque la hipófisis le envía mensajes, y las glándulas suprarrenales se estimulan de manera desordenada provocando la liberación de hormonas en grandes cantidades y afectando por lo tanto al organismo por tal desbalance. Algunas de esas hormonas son la adrenalina, melatonina, cortisol, cortisona, noradrenalina, etc. Al fluir en grandes cantidades y de manera violenta producen el desequilibrio de todo el sistema funcional físico-químico, produciendo en muchos casos problemas, por ejemplo, de hipertiroidismo e hipotiroidismo, entre otras afectaciones.

Respuestas 4 y 5:
Comienza la transpiración y el ritmo
respiratorio y cardiaco acelerado

El ritmo respiratorio se altera acelerando el proceso de transpiración. El que lo padece siente su respiración agitada con sensación de cansancio, provocando en muchos casos que sucedan los llamados paros respiratorios. Sucede, en ocasiones, de manera conjunta, el aumento del flujo sanguíneo del sistema cardiovascular a los músculos al aumentar el ritmo cardiaco y la presión sanguínea, pudiendo causar parálisis musculares parciales o totales, provocando, en casos extremos, los funestos infartos cardiacos y derrames cerebrales que pueden llevar a la muerte.

A continuación les describiré con palabras cómo se suceden las etapas, tema de gran importancia a conocer para poder identificar si padecemos de estrés o si alguien de nuestro entorno familiar lo padece y, después de tener este conocimiento, poderlo atender como se requiere.

Etapas del estado de respuesta al estrés. Necesidad de conocerlas para la prevención a tiempo

Primera: etapa de resistencia

Es cuando se toma la posición de no aceptación y se va en contra de lo que sucede, es querer escapar sin que otros se den cuenta de que rechazamos o deseamos combatir algo. Para esta etapa la palabra clave necesaria es RECONOCER para desde ella, tomar la posición de aceptación que algo nos ocurre al sentir sus malestares y darle el valor que lleva para atenderse.

Segunda: etapa de agotamiento

Se presenta cuando se viola la primera etapa y se sigue a pesar de la señal, bien sea por desconocimiento del tema y de su tratamiento a seguir, o conociéndolo, puede que la situación no lo permita o porque se sea desobediente. Siempre con estas actitudes se cae en la trampa porque se agotan las reservas y la persona se siente cansada, frágil, hipersensible, se debilita el sistema inmunológico y pasa entonces el daño al plano social al aparecer manifestaciones de las emociones a flor de piel y en el rostro se ve todo lo que no se puede esconder, por ser incontrolable, apareciendo las divergencias, los enfrentamientos o recogimientos, todo lo cual se manifiesta en la convivencia familiar, escolar y/o laboral.

Tercera: la enfermedad

Es cuando ya se padece alguna de las enfermedades agudas, crónicas o autoinmunes derivadas que conocerán y que causan que la persona esté incapacitada para numerosas actividades.

Descripción de las etapas ya eslabonadas

El estrés es conocido como la respuesta de tensión, ansiedad, desagrado, temor o violencia. Es la parte que concierne a la relación existente entre lo sensorial subjetivo emitido y lo recibido sin llegarse a controlar en el plano psíquico interno, reflejado en lo interno y externo del ser humano asociado a determinado cortejo vegetativo.[3]

---

[3] Nombre que recibe el conjunto de síntomas propios del sistema nervioso parasimpático: sudoración profusa, mareo, pulso lento, náuseas y vómito.

El ritmo cardiaco se hace rápido, la presión arterial sube, la respiración se agita, aumenta el tono muscular y el metabolismo ocurre de manera desordenada por lo que sus procesos químicos hormonales se desequilibran, el consumo de oxígeno se hace mayor, aumenta la circulación de la sangre, se deprime el sistema inmunitario y provoca que la persona que padece el estrés se quede sin las defensas necesarias que necesita su organismo ante las enfermedades infecciosas del entorno, las virales y las bacterianas, causando que sea vulnerable a contraerlas. Y por otro lado, desde lo espiritual, puede la persona asumir actitudes antisociales al pasar al plano de mantener relaciones deficitarias y compulsivas con las personas que la rodean.

Las causas y los efectos del proceso de estrés, su círculo vicioso a reconocer y a valorar

Si partimos de los aspectos negativos que cada persona y familia enfrentan, comenzamos siempre por la parte de la esfera económica. Si esta confronta problemas, la espiritualidad del ser humano se deprime y emocionalmente se descontrola, las respuestas sensoriales se afectan y se producen en la mente desánimo o ansiedades; ese desequilibrio espiritual provoca que se afecte el funcionamiento físico-químico del organismo de manera inmediata. Son muchas las cadenas dañinas que lo provocan y que a su vez él puede provocar, por lo que se necesitan herramientas para tratar de desarrollar la capacidad de neutralizarlos a partir de uno mismo.

Existen innumerables situaciones estresantes que no podemos evitar ni controlar, pero nosotros sí podemos auto-controlarnos para evadirlas, conociendo y aplicando las herramientas necesarias. Algunas de las situaciones imposibles de controlar desde el punto de vista social son, por ejemplo: el nivel de vida desigual, el aumento de los divorcios con las desavenencias y odios que les siguen, la aparición de la viudez por numerosas causas y sus recuerdos dolorosos, los abortos y los cargos de consciencia en esas mujeres, la longevidad y sus malestares, las jubilaciones y los cambios que provocan, entre otras. No está a nuestro alcance cambiar ni evitar ninguna de ellas, aunque nos afecten directamente. Nos sucede lo mismo con los accidentes causados por otros y sus consecuencias negativas materiales y espirituales. Otras causas son las frustraciones que generan la soltería, los viajes en las vías con abarrotamientos desmedidos, las muertes de nuestros seres queridos; en fin todo aquello que está fuera del control de nosotros como individuos.

Pero sí podemos conocer las distintas variantes de enfrentarlas de manera individual para que no lleguen a dañar tanto, buscando nuestra propia ayuda, lo que denominamos autoayuda, como vía loable a utilizar para prevenir y poder neutralizar el estrés. Según las fundamentaciones científicas planteadas pueden utilizarse técnicas y herramientas para modular y neutralizar a los estímulos negativos, que son los que nos llevan a padecerlo. Con solo optar por asumir posiciones positivas preventivas desde nosotros mismos, ya se está dando el primer paso.

El hombre primitivo actuaba guiado por la dirección de la fuerza de los estímulos negativos productores de avisos semejantes a lo que ocurre en el resto de las especies animales, que son cátalogados como arcaicos. Son señales de huida o de lucha como incapacidad dadas por la carencia de conocimientos entonces y el poco desarrollo de su inteligencia. Por todo esto, desde la comunidad primitiva, el hombre padeció de estrés. Si retomamos el punto de vista de la ciencia que plantea que aún no hemos superado realmente estas maneras violentas de reaccionar, nos podríamos hacer las siguientes interrogantes:

- ¿Ha evolucionado muy poco el hombre respecto a esta capacidad? ¿Por qué?

- ¿Qué nos faltaría por hacer?

- ¿Qué debemos incluir en nuestro diario vivir de manera particular y familiar?

- ¿Acaso nos falta desarrollar una espiritualidad desde nuestro interior?

- ¿Podremos evitar ser personas que padezcan de enfermedades derivadas del estrés?

- ¿Pudieran evitarse los problemas deficitarios de los órganos endocrinos si logramos evitarlo?

Al terminar de leer este libro ustedes les darán las respuestas a todas ellas, pero primero tienen que llegar a valorar y reconocer que hay que establecer una consciencia de presente, desterrar el pasado porque el futuro gratificante puede estar al alcance de todos, solo hay que tener voluntad, programarse y realizar una de esas acciones que fomenten las capacidades que se necesitan obtener desde el plano mental y para el control físico.

Si desde el marco de la familia se educara a los niños en asumir posturas de posiciones positivas para la tenencia de una espiritualidad desarrollada como capacidad propia, y que esto sea a partir de las emociones controladas, entonces su adaptación a la sociedad desde edades tempranas puede ser mejor. Y esta es otra de las formas de prevenir que estos pequeños no lleguen a padecer de estrés por estas causas. Digamos que las posiciones positivas abiertas respecto a su relación con los demás y el entorno que ya están creadas y convertidas en actitudes, son la fuente de este bienestar.

¿Pudieran estos niños llegar a ser capaces de actuar serenamente con una posición de escucha en sus escuelas? ¿Entonces las exigencias escolares con sus cambios bruscos en cuanto a las relaciones interpersonales desde el plano desconocido no familiar, les afectarían?

Valorar esto para el bien familiar pudiera ser viable a través del tiempo, aunque parezca difícil, con solo programarlo y realizarlo en conjunto, porque sabemos que es una necesidad desde el plano individual y familiar en muchos hogares especialmente donde existen problemas.

Otras situaciones por las que se tienen que pasar a diario nos llenan de inseguridades y amarguras. Ejemplos de ellas son las calamidades de la vida, las maldades, los dolores, las prisas, las rebeldías y sabemos que todas ellas pueden llevar de manera obligada al estrés con toda su cadena dañina. Estas afectaciones las debemos evitar desde nosotros mismos, haciendo uso de la auto-ayuda y/o ayudando a otros, realizando actividades para los cambios de actitudes y con nuevos estilos de vida desde el plano individual y familiar, si es que se desea realizar. Y esto lo podemos realizar porque somos personas con la capacidad necesaria a fin de obtener conocimientos, crear y desarrollar voluntariamente los reflejos condicionados necesarios para el logro de habilidades, capacidades y destrezas en los procesos mentales a partir de haber logrado el control mental-físico.

Otras de las situaciones que ocurren y no están a nuestro alcance evitarlas son los problemas que existen en nuestro entorno, ya sea natural o social. Por ejemplo, no podemos evitar los bruscos cambios en el clima, ni las catástrofes, ni las guerras, ni las enfermedades, ni los ruidos, ni los antagonismos, y todas ellas nos pueden provocar que caigamos en estado de estrés. Tampoco podemos resolver las discrepancias entre religiones y cultos, ni la de los emigrantes, ni las diferencias de culturas. Pero al conocer sobre ellas sabemos que estamos delante de otra cadena dañina que puede hacernos proclives a padecer de estrés, incluyendo sus enfermedades derivadas; valorar estas disyuntivas puede ser una postura inteligente de nuestra parte como seres humanos.

Otras consecuencias dañinas del estado de respuesta al estrés: los problemas del metabolismo en adolescentes

Los daños al proceso del metabolismo del cuerpo humano como otra de las consecuencias del estrés ya lo hemos comentado, pero lo trato ahora como algo especifico, porque toda familia debe saberlo con más detalle por el carácter dañino de este.

Hay un trastorno hormonal masculino visto en las etapas de la pubertad en adolescentes y jóvenes, me refiero a la ginecomastia, que provoca en los que lo padecen un aumento de las hormonas femeninas, creciendo sus glándulas mamarias y ocurriendo cambios físicos-biológicos que pueden trascender al plano mental-espiritual dañándolos al influir negativamente en su carácter y en la toma de posiciones negativas hacia las personas de su entorno familiar y escolar. En algunos casos se producen confusiones, dudas e incertidumbres al verse estas anomalías o cambios en ellos. Se plantea que pueden propiciar inseguridad desde el plano interno funcional hormonal y algunas inclinaciones no definidas en sus preferencias sexuales por tales desbalances, así como llenarlos de complejos afectando su autoestima al ser criticados por sus coetáneos. La mayoría de los padres ni los llevan al doctor, mucho menos a un especialista al no tener conocimiento sobre estos temas.

Es que en realidad el estrés es una cadena dañina interminable sin saberse hasta dónde pueda llegar, pero si las personas conocen sobre su prevención, pueden aliviarse estos daños. ¿Acaso no guardan relación la espiritualidad del hombre con todo lo que le sucede físicamente y viceversa? ¡No cabe duda que todo se complementa aunque algunos lo nieguen!

Los sistemas que interactúan funcionalmente deficientes en el organismo, en estrés

- El sistema funcional psíquico mental en posición subjetiva de defensa y en constante alarma.

- El sistema epidérmico perceptual-nervioso-sensorial-emocional-espiritual se sensibiliza y responde subjetivamente de forma alarmante.

- El sistema funcional físico-motor-muscular-circulatorio-res-piratorio-endocrino-epigástrico actúa de manera violenta internamente con sintomatologías que llegan a exteriorizarse.

- El sistema funcional químico-biológico-inmunitario junto al epidérmico se desequilibra originando sintomatologías y haciéndose recurrente los padecimientos de gripe, asma y de la aparición de soriasis, vitíligo, entre otras de las enfermedades de carácter autoinmune.

Observemos de nuevo el esquema anterior de la página veintiséis donde se puede ver representado el Sistema Nervioso Central (SN) y sus ramificaciones por todo el cuerpo, funcionando de manera alarmante, donde se incluye la columna vertebral, ya que el sistema nervioso central funciona unido en 100%, con la médula espinal establecida en ella, ya que el cerebro rige todo el cuerpo a través del sistema nervioso y desde esta. Cada célula en los tejidos de los órganos y de todo nuestro cuerpo la rige funcionalmente este sistema, por lo que según sea su capacidad de rapidez en el dominio del control general desde la mente para darle sus respuestas positivas y equilibradas hacia los demás órganos, serán las correctas acciones a realizarse en estos.

Al retomar lo aprendido ya deben conocer que el proceso de estrés se realiza de forma violentada a un mismo tiempo, cuando el sistema nervioso violentado envía toda la información del estímulo negativo al sistema central cerebral situado en zonas profundas del hipotálamo del cerebro. Este determina y prepara la respuesta a todo el organismo de igual manera a través del sistema nervioso general establecido en todo nuestro cuerpo, y en conjunto con la médula espinal. Si algo funciona mal en el sistema de respuestas ya sabemos que es porque no se ha desarrollado esa capacidad de control neutralizador necesario y aparece entonces un cuadro de estado de estrés semejante a lo descrito en el esquema, en nuestro cuerpo. Desde el punto de vista sintomático el individuo puede sentirse mal física y espiritualmente, porque todo el proceso con sus sintomatologías se van dando de manera análoga.

Algunas de las enfermedades que se derivan del estrés

Las enfermedades que se derivan del estrés se catalogan en tres grupos y se denominan: agudas, crónicas y autoinmunes.

Como autoinmunes se tienen enmarcadas al vitíligo, al lupus, algunos tipos de diabetes, de tuberculosis, los procesos de gripe frecuentes, algunos tipos de asma y algunos tipos de cáncer, entre otras.

Por su parte las agudas son, por ejemplo, algunos tipos de hipertensión arterial, causa de muchos tipos de infartos cardiacos y de accidentes cerebro-vasculares, llevando a muchos individuos a paralizar alguna parte de su cuerpo o morir por esta causa. Estas enfermedades agudas pueden convertirse en crónicas en muchos de los casos.

Se consideran también agudas diferentes enfermedades gastrointestinales que, si no se controlan, se vuelven crónicas, como es el caso de los cólicos, las ingestas frecuentes, algunos tipos de gastritis, problemas de los riñones y de la vista, entre otros.

Los órganos que pueden dañarse más cuando se sufre de estrés

Sufre todo el cuerpo al formarse la cadena dañina que va alterando el funcionamiento de diferentes órganos, pero se plantea que son los riñones y la vista los más afectados. Es muy importante que toda la familia conozca esto y lo tenga en cuenta para que puedan tratarse a tiempo estas otras consecuencias dañinas.

Situaciones cotidianas que enfrentamos y pueden hacer que seamos proclives a padecer de estrés

Siempre será muy difícil seleccionar qué esfera se afecta primero en los individuos que los puede llevar al estado de estrés, ya que todas se relacionan mutuamente; la emocional se une a la sentimental, a la espiritual o viceversa y a partir de estas relacionantes es que se puede llegar a ser proclive a padecer de estrés solo si alguna de ellas es afectada. Hay otras situaciones que pueden originar situaciones de alarma y llevarnos a estados de alerta a partir de cualquiera de las esferas. Veamos algunos ejemplos:

- Las exigencias por encima de las posibilidades y el no control de su régimen de vida.

- Al no dormir por lo menos siete horas diarias nos puede afectar la mente y sus funciones neurológicas, al igual que a la memoria, porque el cerebro no podrá realizar a plenitud el reordenamiento necesario para la configuración y planificaciones futuras, afectándose el sistema nervioso central y causar estrés y, por consiguiente, otras enfermedades neurológicas.

- Las orientaciones de tareas muy largas y difíciles a los estudiantes los llevan al agotamiento mental, al tener que tomar de las reservas acumuladas en el organismo como defensa contra las enfermedades virales y bacterianas que nos acechan.

- En cualquier estudiante, al asistir a un examen final se le desarrolla una incertidumbre por tener que hablar ante un jurado evaluador.

- El ajetreo extremo y los desmedidos esmeros, al igual que el ocio afectan la esfera nerviosa.

- El tener que afrontar un nuevo trabajo causa la inseguridad por el enfrentamiento a lo desconocido.

- Tener que hablar frente a una muchedumbre.

- Tener que viajar de urgencia o conducir en horarios picos por las carreteras atestadas de vehículos.

- Tener que asumir el cuidado de un enfermo constantemente.

- Carecer de apoyo familiar —como es el caso de las viudas, los emigrantes por las soledades y nostalgias.

- Recibir de pronto una noticia desagradable.

- No tener derecho a plantear sus criterios o puntos de vista por falta de libertad de expresión o por causa de la convivencia con personas prepotentes, autosuficientes y con los de un elevado ego.

- En el caso de los jubilados, al tener que volver a casa en soledad.

- Por las situaciones de espera prolongada debido a alguna necesidad.

- Por un susto de cualquier índole.

- Al perder un ser querido.

- Cuando un joven enamora a una muchacha.

- Al sentirse una persona acosada, abusada, perseguida y marginada.

- Cuando se poseen sentimientos de orgullo y se adoptan actitudes de vanidad con excesos debido a las soberbias y al egoísmo mal manejado, tan dañinos ambos.

- Al no tener dominio del idioma o de la tecnología para realizar un trabajo, o al perderlo.

- En el caso de un discapacitado, al enfrentarse a tareas por encima de sus posibilidades.

- Al carecer de alimentos y no poder llevárselos a su familia.

- Al ser traicionado por personas en las que se confiaba.

- Cuando se pierde la casa u otros bienes necesarios, por cualquier causa (robo, desastre natural, etc.).

- Cuando se es adicto a drogas, alcohol o tabaco.

- Al tener que realizar gestiones desagradables.

- Al sufrir molestias del medio ambiente o por causa de enfermedades dolorosas crónicas y agudas —casos extremos pudieran ser la desnutrición, las discapacidades auditivas, visuales y motoras.

- Por las nuevas tendencias y los cambios que conllevan desesperos o desilusiones.

- Al padecer de distintos tipos de complejos.

- Tener que presenciar peleas y divergencias entre familiares.

- Al querer vestir siempre a la moda y no poder hacerlo.

- Por causa de la menopausia en la mujer y la andropausia en los hombres.

- Si existe la violencia doméstica o cuando hay condiciones difíciles y adversidades cotidianas, así como al tener que sufrir humillaciones.

- Si se tienen cargos de conciencia, por las intolerancias entre las diferencias de edades, sus motivaciones y hábitos de vida.

- Al ver las películas de violencia, lo cual dependerá de las condiciones psíquicas de cada uno y sus temperamentos.

- Por causa de violaciones y acosos sexuales.

- Al despertar con alarmas y al escuchar sonidos agudos por muchas horas.

- Al aferrarnos al pasado sin aceptar cambios, fundamentalmente por la edad que conlleva una disminución de posibilidades y capacidades físicas y fisiológicas.

- Por la orientación sexual diferente al sentirse distintos y marginados.

- Al mantener coraje ante las dificultades y las diferencias de idiomas, al no lograr aprenderlo para aplicarlo como necesidad, debido a las frustraciones y bochornos que a veces se pasan.

- Por causa de los retos en los juegos y deportes.

- Al violar leyes.

- En casos en que no se pueden olvidar los agravios y no se llega a perdonar.

- Por tener que redimirnos involuntariamente, el guardar resentimientos dentro de nuestra alma interior contra quienes te han herido, humillado, traicionado.

- Al no sentir misericordia por quienes están necesitados y nos molestan sus pedidos.

- Por causa de la hipertermia o hipotermia producida por los excesos de temperaturas en el medio ambiente.

- Por el *bullying* cibernético, dentro de la familia y escuelas.

- Por los fanatismos políticos y religiosos.

- Por las intolerancias ante las relaciones interpersonales.

- Por cometer o violar los mandamientos de la ley de Dios, por violar normas de orden de vida, escolares y del trabajo, por buscar las perfecciones en aquellos que nos rodean en muestra de desamor, etcétera.

La importancia de conocer las señales que develan estar padeciendo de estrés

¿Cómo saber si sufrimos estrés? ¿Cómo saber si nuestros familiares lo sufren? ¿Cómo lograr controlarlo o eliminarlo de nuestras vidas? Estas preguntas se deben hacer a diario y si leyeron los demás capítulos de este libro ya tienen una idea de cómo se pueden apreciar estas señales.

El problema es que el estado de estrés se manifiesta de muchas maneras, a veces implícitamente, por eso se pasa a otras etapas superiores que causan mayores daños, porque no nos damos cuenta que lo estamos padeciendo y mucho menos si no se tiene información sobre este tema. Uno de los ejemplos es cuando nos sentimos que el mundo se nos cae encima al tener un peso enorme en los hombros y espalda con síntomas de cansancio.

De manera contraria, cuando estamos ansiosos, queremos destruir todo a nuestro paso y nos manifestarnos con impulsividad, caemos en compulsiones y pensando negativamente, es tal la excitación que nos expresamos mal sin importarnos las actitudes que tomamos.

La enseñanza de posturas a tomar como ayuda inmediata a nivel de familia

La necesidad de tomar decisiones para observar a los demás en la convivencia familiar, con fines de identificar si lo padecen como el primer paso hacia la solución, buscando cómo se manifiestan sus comportamiento o el de nosotros mismos; en fin percibir si nos mostramos inquietos o inhibidos, si somos obsesivos, si celamos sin medida, si requerimos de mucho afecto, si tomamos muy a pecho las cosas. Si somos muy imaginativos, subjetivos, hipersensibles, si actuamos de manera autónoma y tenemos pensamientos negativos, etcétera.

Todas estas actividades de observación deben hacerse desde el plano la familia y a partir del nacimiento de un nuevo miembro, para poder identificar desde las edades tempranas si el mal arcaico se heredó, con el fin de evaluarlo, controlarlo y modularlo. En las edades escolares los maestros deben pasar también a desempeñar su rol, ya que este trabajo requiere realizarse de manera conjunta.

No se debe tener miedo de buscar o solicitar ayuda, porque vale la pena, más temprano que tarde, que nos atendamos a nosotros mismos o lo hagamos con nuestros hijos u otros familiares, acudiendo a personal profesional calificado, por ejemplo, médicos, psicólogos, psiquiatras, terapistas, consejeros en instituciones y congregaciones benefactoras, entre otros. Se debe atender, con la importancia que lo requiere, a los grupos que son proclives a presentar estrés, que son los comprendidos en la pubertad, adolescencia, menopausia y también a los discapacitados.

Posiciones y expresiones que adoptamos si estamos depresivos

Ya no puedo seguir... No tengo deseos de trabajar... Casi es mejor morir... Tengo dentro de una tristeza... Este problema me tiene vencida... Este niño me tiene con sus pedidos al borde de... La tristeza me tiene desolada... Ya no quiero seguir viviendo... para qué trabajar... para qué estudiar tanto... no vale la pena nada...

Toda esta cadena de lamentaciones se presenta por diferentes causas al vivir en la cotidianidad interpersonal, y las situaciones pueden ser diversas.

Al agudizarse los temores, las inseguridades y dolores desde nuestro interior por mantener guardadas las heridas en el alma y presentir cosas desagradables:

- nos mostramos amargados sin deseos ni proyectos y todo lo que es necesario los rechazamos

• adoptamos posiciones de abandono, nos ahoga la disconformidad, deseamos estar solos, nos dan fobias, mantenemos memorias cristalizadas de la infancia, sentimos que se nos meten en el pecho y en la espalda fluidos negativos dominándonos la pereza y somnolencia

• aparecen los complejos, nos baja la autoestima, la incertidumbre no nos deja descodificar, sentimos rumores infundidos a causa de emociones, somos tan frágiles y se comienzan a manifestar las hipersensibilidades, perdemos la identidad interior y exterior por «perder» los rasgos que siempre nos han caracterizado.

Posiciones y expresiones que adoptamos si estamos ansiosos

• Se ve que estamos excitados porque nos apuramos al hablar y se nos reflejan en el rostro las inquietudes, la ira, la soberbia.

• Gesticulamos demasiado, amenazamos, acosamos a otros, decimos palabras y expresiones desagradables o gritamos.

• Nos sentimos con el estado de ánimo por el piso, pero lo ocultamos muchas veces.

• No podemos concentrarnos en el diálogo con otros, por lo que somos incoherentes tomando posiciones de lucha verbal y física.

• Padecemos de dolores musculares y de huesos, de mareos, se nos nubla la vista cayendo en *shock* o desmayos en algunas ocasiones.

• Nos da por comer y engordamos hasta llegar a ser obesos o todo lo contrario.

• Tomamos acciones sin pensarlas y algunas posiciones de intolerancia y/o rechazo a personas, a actividades que antes nos agradaban, a olores y algunos alimentos.

• Nos sentimos acalorados, disconformes, impulsivos, se nos puede ver la piel de gallina y se sienten escalofríos en el cuerpo.

2

Las RESPUESTAS DE RELAJACIÓN FÍSICA

Las respuestas de relajación física es una dotación natural que posee todo ser humano desde su nacimiento y que debe desarrollar para poder controlar los estados alarmantes ante los estímulos negativos para evitar caer en estado de estrés. La explicación la pueden ver en el esquema que muestra la manera en que se produce el proceso de las respuestas de relajaciones con el uso de técnicas y herramientas como autoayuda.

El Dr. Cristian plantea que si se llegan a adquirir estas capacidades de respuestas neutralizantes de las alarmas que ocasionan los estímulos negativos de una manera normal, es decir desde nosotros mismos, se puede llegar a los procesos de sedación-bienestar-salud.

Y en relación a esta manera de verlo, en una de las partes de su conferencia nos expresó:

Pero la naturaleza ha dotado al ser vivo y en particular al humano de un sistema que se opone al estrés [...] Las tendencias al aumento de la tensión propias de la vida se pueden [...] neutralizar si se activan las funciones de tal sistema que genera la (RR) [...] Hay que aprender a controlar la respuesta de estrés y no ser dependiente crónico de sustancias tranquilizantes.

Pasos a realizar para poder llegar a la adquisición de la respuesta de relajación física

Para aplicar cualquier método para el relax, se deben conocer y realizar primero determinados pasos como preparatorios y estos pueden ser:

- Conocer sobre el estado de respuesta al estrés (RS), saber realizar un examen consciente personal en nosotros mismos para identificar si estamos padeciéndolo y en cuál de sus etapas lo sufrimos.
- Identificar si solo actuamos orientándonos por los estímulos malos, y hasta qué nivel interfiere en nuestras vidas.
- Reconocer que naturalmente poseemos un sistema que se opone al estado de respuesta al estrés, capaz de limitar y neutralizar las tensiones, y si se activa tal sistema, generará las respuestas de relajación.
- Valorar si nos manifestamos o no de una manera irracional.
- Percibir qué energía está en nosotros, en fin, reconocer si mi mente determina cómo se manifiesta mi cuerpo, tanto en expresiones como en el lenguaje corporal.
- Aceptar que debo acogerme a la posición positiva consciente y redimida espiritualmente.
- Reconocer que debo utilizar la psicología de la paciencia unida al amor hacia mi persona y hacia los demás.
- Decidirme por uno de los procedimientos de ayuda y de autoayuda al alcance para practicar todo de manera programada y sistemática.

Si vives para agradar a los demás, todos te amarán, excepto tú mismo.
PAULO COELHO

Concepto de relajación espiritual, capacidad para evitar el estado de respuesta al estrés

Se debe trabajar contra el estado de respuesta al estrés (RS) utilizando dos vías:

1- Búsqueda del relax físico activando el proceso de obtención de las respuestas de relajación físicas (RR)
2- Búsqueda del relax espiritual activando el proceso de una espiritualidad positiva (RE)

Desde otro planteamiento se dice que nuestro cuerpo es como una balanza divina, por lo que la fuerza espiritual desarrollada es un tesoro que se puede encontrar para nuestro bien. Estas dos vías unidas para combatir al estrés son a las que pudiéramos llamar binomio de trabajo, porque se asumen dos tipos de accionantes a aplicar para el logro de un mismo objetivo. El relajamiento espiritual (RE) se da cuando ya se ha logrado el control de la tensión emocional, reflejándose en la realización de actividades normales pacificas como renovación por la activación mental de la confianza y la paz que nos lleva a dar seguridad a la mente y desde ella, a todo el sistema nervioso.

De la cuna a la tumba es una escuela, por eso lo que llamas problemas son lecciones.
FACUNDO CABRAL

Cultiva tres cosas: la bondad, la sabiduría y la amistad. Busca tres cosas: la verdad, la filosofía y la comprensión. Gobierna tres cosas: el carácter, la lengua y la conducta. Aprecia tres cosas: la decencia, la alegría y la cordialidad. Defiende tres cosas: la familia, los débiles y el honor.
ANÓNIMO

Las percepciones son muchas, la conciencia es una.
DEEPAK CHOPRA

*Nunca una noche ha vencido al amanecer, y nunca un problema
ha vencido a la esperanza.*
BERN WILLIAMS

*El amor no está en el otro, está dentro de nosotros mismos;
nosotros lo despertamos. Pero para que despierte
necesitamos del otro.*
PAULO COELHO

Descripción del proceso de relajación física

Al observar el esquema correspondiente a este segundo capítulo podrán ver con facilidad cómo se ve todo relacionado en el proceso del relax o *distress*. Si comenzamos mirándolo desde arriba hacia abajo, podemos ver que las respuestas de relajación física (RR) se inician desde el cerebro cuando el área del hipotálamo es estimulado positivamente y proporciona a su vez que se puedan dar los mensajes positivos, emitiendo sensaciones agradables y de satisfacciones a todo el organismo, produciendo sedación desde la mente al nervio vago, disminuyendo a su vez la actividad del sistema nervioso simpático y permitiendo que ocurra tanto el buen funcionamiento digestivo como la disminución del proceso desordenado del fluir de hormonas. Al mismo tiempo, desde el sistema endocrino se normaliza todo el funcionamiento químico y de manera unida los pulmones dejan de funcionar agitadamente, la respiración se normaliza, el ritmo cardiaco así como la presión sanguínea vuelven a tener valores normales. De esta manera ya todas las células del cuerpo se sienten oxigenadas. Aparece en todo el organismo la sensación de bienestar, se dan con seguridad las acciones, actuaciones y las posiciones conductuales vuelven a ser racionales.

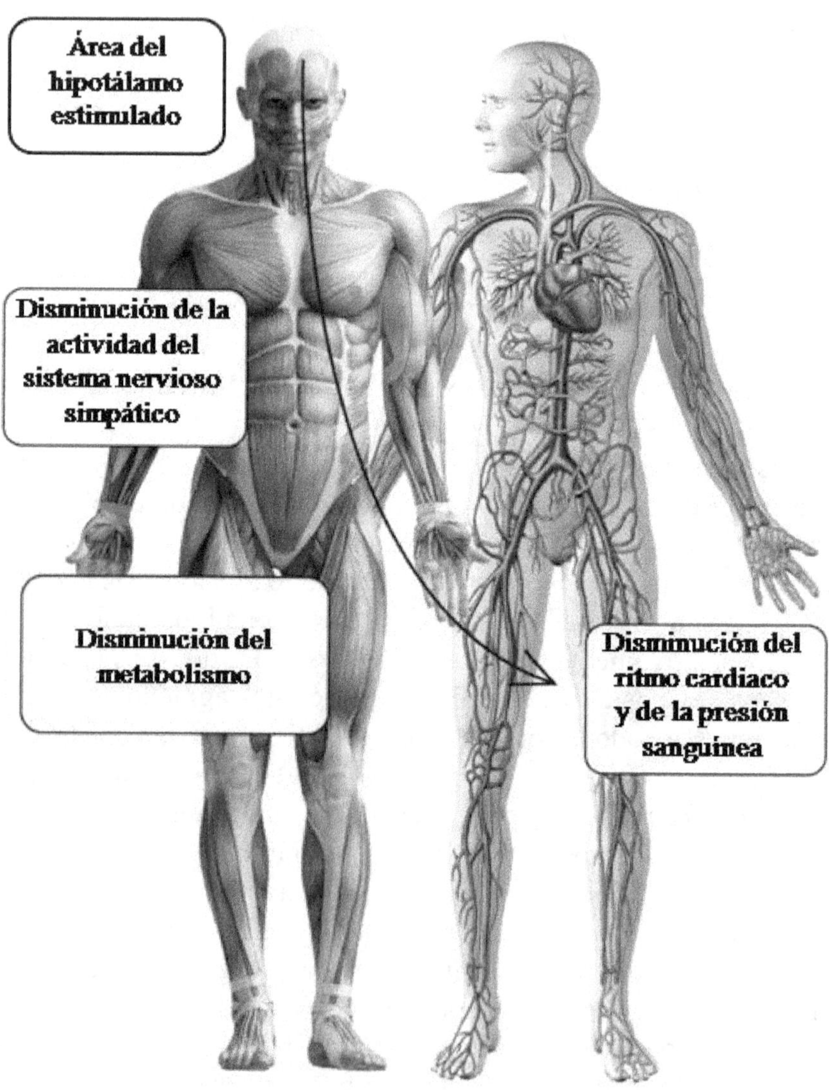

Esquema del proceso de relajación, descrito como sedación, bienestar y salud.

Patrones espirituales de enlaces en los componentes humanos físicos, sensoriales, mentales y orgánicos

En los seres humanos se forman los pensamientos, sentimientos y valores a partir de lo que ven, oyen, palpan, huelen y degustan. Los órganos de los sentidos en sus funciones permiten que ocurran las sensaciones y las percepciones con sus tendencias de patrones de enlaces con el cerebro y con la mente humana, influyendo en que pueda ocurrir o no el estado de respuesta al estrés (RS) en el organismo.

La cabeza del ser humano es la parte donde se encuentran los órganos que tienen que comunicarse con el cuerpo y dirigirlo. En ella se encuentra el cerebro y en su centro el hipotálamo, su región más importante para la coordinación de conductas esenciales, vinculadas al mantenimiento de la especie. Según sean los mensajes, así será el estado de alarma que recibe bloqueándose si son malos y por lo tanto no podrá orientarse bien. Sabemos que los órganos de los sentidos desempeñan el primer papel en todo este proceso para las percepciones sensoriales y pueden influir, pero no determinar en que se responda con alarmas debido a una mala percepción y se sugestione ante determinado hecho o fenómeno irreal.

Los órganos de los sentidos, sus funciones e interferencias en los estados de respuesta al estrés (RS) y de relajación física (RR)

El sentido de la vista

Se desarrolla a través de todo lo que vemos y es capaz de transmitir los mensajes de señales visuales al cerebro de una manera rápida. Ya sabemos que a los seres humanos nos queda en la memoria gráfica grabada en mayor grado lo negativo; al llegar esto al cerebro activa la mente, conjuntamente a los estímulos negativos que pueden poner en alarma todo el sistema nervioso, gestando el estado de estrés si no hemos desarrollado la capacidad de neutralizarlo para el logro del equilibrio o relax.

El sentido del olfato

Es el encargado de identificar y memorizar los olores cuando los inhalamos en el entorno, si este es negativo cae en estado alarmante el sistema nervioso, desestabilizando todo y llevándonos a padecer de estrés.

El sentido auditivo

Es el encargado de permitirnos escuchar los sonidos a través de los oídos y llegan al cerebro, si son negativos afectan al buen funcionamiento del sistema nervioso central y al físico-orgánico, influyendo para que ocurra un desbalance en la espiritualidad. Se plantea que siempre hay tendencia a grabar en la mente con mayor intensidad lo negativo, influyendo de igual manera en nuestras vidas.

El sentido del gusto

Es el encargado de identificar los sabores de todo lo que llega a las papilas gustativas, de todo lo que probamos a través del paladar, y es grabado en la memoria para recordar los sabores. Si es amargo, ácido, salobre, demasiado dulce, en fin, puede activar los estímulos negativos y con ellos a las alarmas y hacernos proclives a caer en estado de estrés. De lo contrario, si son sabores agradables, emitirá mensajes de sedación y todo funcionará de manera satisfactoria.

El sentido del tacto

Es el encargado de identificar todo lo que tocamos y palpamos, si son agradables estimula positivamente y si son desagradables se desarrollan las respuestas negativas enviándolas al cerebro y este enviará avisos de alarma a todo el organismo. Nuestra sensibilidad se exacerba produciendo los fluidos negativos al captar lo muy caliente, lo demasiado frío y lo doloroso, entre otros, y puede producir la misma cadena que ya conocen. Estos cambios pueden llevarnos a caer en estado de estrés, pero si ocurre lo contrario, la percepción es agradable y se emitirán mensajes sin alarmas y todo funcionará de manera normal. De los roces y a través del sentido del tacto se dice que tocando a una persona se le puede transmitir y recibir los fluidos de energía positiva y negativa, todo lo que se sienta en la piel siempre puede ser molesto, doloroso, desagradable o agradable, sanador, confortable. Pero si tenemos desarrollado el sistema de respuestas de relajaciones todo puede ser diferente, porque podríamos neutralizar los estímulos negativos que fomentan las alarmas.

En resumen, un proceso sensorial se limita a una recepción de estímulos físicos aislados del ambiente, mientras que el proceso perceptivo es la interpretación, significación y organización de dicha información. Al manifestarse las sensaciones y percepciones, se llevan como recuerdos a la mente y son guardados en la memoria, allí se organizan formándose en el pensamiento los criterios de agrado o desagrado, peligro o satisfacciones, etcétera. Todas las percepciones son llevadas al plano de los sentimientos creándose los valores y fomentándose, estos pueden ser positivos-buenos o negativos-malos.

Siempre a partir de ellos llegamos a las valoraciones para poder discernir entre el bien o el mal; si se gestaron los valores éticos-morales en esa persona, se propicia la tenencia de una personalidad positiva y equilibrada ante todo lo malo, si no se fomentaron ocurre todo lo contrario, más sabiendo que existe el libre albedrío para todos los hombres y dependiendo del lado que tome será su vida en referencia a su salud mental-física y su bienestar general.

¡Arreglar nuestro pequeño mundo interior es un problema de cada individuo y puede estar en sus manos si lo desea hacer! Todas las percepciones se dan de manera individual pero se unifican, porque el ser humano es un ser material y espiritual al mismo tiempo, todo lo que se perciba desde el entorno influye grandemente en la persona. Lo que se diga con palabras y con los gestos influye en el estado emocional de las otras personas que nos rodean, por lo que sabemos que con palabras buenas se transmiten buenas percepciones y con buenos gestos se logra una aceptación positiva, esa energía fluirá si nos los proponemos. Con este conocimiento se logrará poder percibir el estado de energía que existe en nuestra mente, con los gestos del cuerpo y las expresiones, en fin, todo lo que es dado en lenguaje corporal y hablado.

3

CONOZCAMOS MÁS SOBRE EL RELAX FÍSICO

El relax físico con el uso de la voluntad, unida al uso de la palabra

De todos es conocido el papel que desempeña la fuerza de voluntad en el ser humano para su accionar en todas las esferas de la vida.

En la actualidad se conocen y aplican diferentes herramientas para desarrollar esa fuerza o energía a partir de diferentes disciplinas como procedimientos de autoayuda. Sabemos también que los seres humanos pueden voluntariamente cambiar sus decisiones, sus costumbres y sus estilos de vida modificando de la misma manera los pensamientos para hacer la diferencia y lograr una actitud positiva, que favorezca su estado anímico y le permita realizar el cumplimiento de sus metas o sueños.

La vida de un individuo puede llegar a ser mejor si este se propone mantener una espiritualidad sana con el uso de su voluntad permitiéndole satisfacer todo lo que desee o necesite, si ya sabe valorar qué es lo que le daña para poder modificarlo o sacarlo de su vida.

En los distintos países y en las distintas épocas se han aplicado infinidad de técnicas, métodos y acciones para aliviarse del estrés y, el ser humano, a partir de la energía de la palabra y con la fuerza de voluntad, ha realizado infinidad de prácticas. Les describiré una de las acciones que forma parte del contenido de una conferencia desarrollada por el Dr. Cristian publicada en la prensa que nos habla sobre estas aplicaciones para tratar el estrés a través de la cultura física. Estos ejercicios solo los describimos y no deben realizarse sin la orientación de especialistas de cultura física o de la salud.

Primer paso: Seleccionar un ambiente sosegado, un lugar donde no existan estímulos externos que puedan causar distracción y que por lo tanto desconcentren al individuo.

Segundo paso: Sentar en una silla o una butaca al paciente en posición bien relajada, que sus pies lleguen bien al piso, las manos colocadas sobre los brazos de la butaca (si es una silla, colocarlos sobre las piernas).

Tercer paso: Se comienza el ejercicio de relajación dándole la orden en voz baja a cada uno de los miembros del cuerpo del paciente, comenzando desde los pies a la cabeza. Cuando ya se domina esta técnica, puede hacerlo uno mismo y al «dar las órdenes», tratar de que la voz salga con vibración para desarrollar la capacidad de dominio mental hacia nuestro propio cuerpo con exigencia y teniendo mentalidad positiva. En este paso las acciones se describen a continuación:

- se va tomando el aire profundamente, inhalando por la nariz desde lo hondo y fuertemente, pensando en cada una de las partes del cuerpo, comenzando por los pies

- se exhala el aire por la boca, emitiendo el sonido «om» diez veces y se dirige la vibración de los pies a la cabeza, mirando fijamente a cualquiera de las cosas que estén delante o cerrando los ojos a la vez que se piensa: «yo relajo mis pies... ya están relajados...»

- se continúa el ejercicio de la misma manera dirigiendo las órdenes a las piernas, al vientre, al estómago, al pecho, a los brazos, a los hombros, al cuello y a la cabeza

- es importante que se disfrute y dirija esta vibración de su cabeza a los pies diez veces seguidas, pero sin repetir la orden, solo pensándola o recordando las que hicieron anteriormente, subiendo poco a poco

• se respira ya suave y lentamente durante un periodo de diez a veinte minutos. Si vienen a la mente pensamientos negativos que lo alejen de la concentración, ordene mentalmente «No» y vuelva tranquilamente a concentrarse

• no piense en nada, mantenga una actitud pasiva porque toda la técnica se tiene que desarrollar de forma tranquila, nada debe ser brusco ni forzado. Afloje toda tensión al respirar y al sol-tar los brazos en pos de un estado relajado para poder sentir el silencio interior

• la estrategia es percibir la energía desde dentro de su cuer-po, reconocerla y lograr que la mente determine los movimientos del cuerpo y desde las expresiones internas-externas que les son propuestas. Todo va funcionando como si fuéramos creando noso-tros mismos reflejos condicionados, y su principal función es aga-rrarse a la paz necesaria, desde la neutralización propia y volun-taria

• no se puede reflexionar, ni razonar, ni analizar nada du-rante el ejercicio, solo darse a la entrega y búsqueda del silencio interior. Si cumple con las reglas de su ejecución de esta actividad donde la disciplina, la tenacidad y disposición mental son cuali-dades importantes, se pueden llegar a desarrollar las respuestas de relajaciones (RR) según lo expresado por los expertos de la cultura física y de las ciencias médicas.

Otro planteamiento expuesto en la conferencia periodística en el mes de marzo del año 1987, del Doctor Cristian Mendoza sobre el estrés, es el siguiente:

Activar o desarrollar las (RR) agregando disciplina, tenacidad, disposición mental, voluntad para realizarlo nos puede parecer un juego o algo ilusorio, son ejercicios que podrían ofrecer un tesoro para el logro de la sintonía para el distress...

¿Que nos sucede si después de haber realizado este ejercicio que nos dejó ya relajados, vemos a esa persona que rechazamos por todo lo malo que nos hizo? Ya sabemos que eso ha sido un factor de estrés que ha desequilibrado nuestro sistema nervioso. Pues las técnicas de relajación, como la que describimos, pueden ayudarnos a restaurar el estado de equilibrio, a lograr un estado de calma que es precisamente el polo opuesto de la respuesta al estrés.

Esto nos permite desarrollar cualidades positivas a través del desarrollo de la espiritualidad y del perdón para lograr aligerarnos desde nosotros mismos.

Otras fuentes plantean que la lectura de libros que traten estos temas es otra herramienta y vía utilizada para lograr el relax, además de cultivarnos. Cada persona, después de aprender diversas técnicas, podrá constatar cuál es la que mejor va con su personalidad y le da mejores resultados, sin dejar de mencionar la fe, una de las aristas de nuestra espiritualidad.

¿Debemos permitir que el mal hecho por otra persona sea una maldición para nosotros si conocemos como evitarlo? ¿Podremos utilizar la palabra de paz y amor como debilidad que emane de nosotros mismos para vencer la otra fuerte violenta y destructora? Depende de nosotros, si nos fortalecemos, esas malas acciones o palabras no lograrán que caigamos en estados de estrés.

Encontramos varias versiones de la Biblia, pero en todas, hallamos, en Proverbios 11:9, más o menos las mismas palabras: «El impío arruina con su boca al prójimo, pero los justos se salvan por su sabiduría».

La cromoterapia

Son muchos y variados los ejercicios de autoayuda que se realizan con el uso de los colores en el proceso de búsqueda del relax desde tiempos antiguos hasta hoy, y funcionan, pero solo parcialmente.

Actualmente se ha comprobado científicamente que algunos de los colores cooperan con el logro de la armonía interna y exteriormente tanto con el entorno como entre las personas, por lo que se mantienen las acostumbradas y tradicionales prácticas de las diferentes culturas populares con referencia al uso de los colores según sus propiedades.

• vestirse y pintar la habitación con colores relajantes como el verde, azul, blanco y el amarillo

• realizar ejercicios de meditación con la observancia de estos colores y que según el temperamento de la persona pueden funcionar como tranquilizantes

• se sugiere tener delante algún objeto de color azul o verde y contemplarlo de vez en cuando al utilizar, por ejemplo, las siguientes expresiones en voz muy baja: «yo respiro claro y limpio, saco oscuro y sucio; estoy limpiando mi cuerpo y estoy sanando»

• se sugiere usar ropa de cama color azul para dormir bien y no tener sueños perturbadores

• se plantea que el rojo da el poder según la fuerza que refracta de energía; el amarillo produce paz y seguridad al representar a la madre, que significa el amor y la dulzura y produce esa sensación al usar corbatas o ropas de ese color; el blanco ayuda al mantenimiento del equilibrio psíquico en los individuos; los colores cálidos como el naranja y el rojo son buenos para mantener el estado mental de las personas bien activo, por lo que debe predominar en lugares donde se realicen ejercicios o actividades que requieren de movimientos; mientras que los colores fríos como el azul y el verde, favorecen una mayor concentración en los individuos, por lo cual deben predominar en lugares donde se estudie, se realicen actividades creadoras y se descanse.

Son muchas las investigaciones realizadas acerca de la utilidad de los colores y, como resultado de ellas, se ha podido conocer que los colores pueden usarse como terapia para ayudar al ser humano con sus dolencias. Así es que surge la cromoterapia o terapia del color. Sus técnicas se emplean como medicina alternativa con el objetivo de curar ciertas enfermedades a través del uso de las propiedades de los colores, y se realiza aplicando una luz con un color específico solo en la parte del cuerpo que se haya determinado, según la dolencia, ya sea producida por una infección, virus, hongo, bacterias, etc.

La terapia floral

Esta es otra alternativa para sedarse y poder llegar al relax. En este caso se trata de utilizar elíxires extraídos de diferentes flores para usos terapéuticos, específicamente para el alivio y curación de diferentes dolencias y entre ellas, el estrés y sus consecuencias. La Organización Mundial de la Salud la reconoció como sistema médico en el año 1976.

La utilización de flores con fines terapéuticos se conoce desde épocas antes de Cristo. A nuestros días llegan los remedios florales, tal y como los conocemos hoy, de la mano del Dr. Edward Bach.[4] Pero otros sistemas han ido complementando esta terapia conocida como Flores de Bach, y hoy existen las Flores de California, las de Bush (Australia) y otras más que conforman todas el sistema conocido como terapia floral, en el que se utiliza solo la energía sutil de la flor.

Este sistema sí debe aplicarse por especialistas que pueden determinar cuáles esencias florales son las que necesita cada paciente, según sus características, enfermedades, etc.

Piense por un momento que usted está recibiendo el tratamiento de la terapia floral, y al ver a una persona que en el pasado le hizo daño, vienen a su mente recuerdos desagradables asociados con ella. ¿Eso es lo que debe de ocurrir o no? Hágase esa pregunta, y respóndasela usted mismo.

La risoterapia

La risoterapia es una técnica psicoterapéutica que tiende a producir beneficios mentales y emocionales por medio de la risa; no

---

[4] Médico, homeópata, bacteriólogo y escritor inglés (1886-1936).

se considera una terapia ya que no cura por sí misma enfermedades, pero en ciertos casos logra sinergias positivas en pacientes con las curas que se le realizan.

Esta técnica la introdujo el médico hindú Madan Kataria, quien escribió el artículo «La risa: la mejor medicina» en 1995.

Diversas fuentes científicas plantean que la risa proporciona la relajación del organismo y en especial de la mente. En muchos países del mundo se utiliza mucho, ya sea sola o con otros tipos de terapia. Según dicen, contribuye a que se refrene el incremento de hormonas nocivas, por lo que las expectativas de este ejercicio funcionan como un restaurador de todo su sistema nervioso y muscular.

Se plantea que la filosofía de la alegría de la vida es no negar sonrisas, priorizando el humor sano, porque se deben tener en cuenta los valores morales, sin exceder, para mantener vivas las emociones como signos somáticos sanadores. Se dice que es una de las mejores terapias y su uso frecuente puede llegar a curar los males causantes de algunas patologías definidas. De ahí que se considera la risa, según los criterios médicos, como una excelente medicina al hacer que nuestro organismo libere las hormonas endorfinas que contribuyen al alivio del dolor y propician que el ser humano se sienta satisfecho físicamente.

Si la risa se realiza a carcajadas, mueve una gran cantidad de músculos, aminorando el estrés y fortaleciendo de esta manera también al cerebro y al corazón. De lo que sí estamos seguros es que todas las cosas que nos divierten nos alejan del estrés y, por el contrario, las que nos causan miedos y dolores nos estresan.

Aconsejan algunos expertos realizar el siguiente ejercicio, ventajoso para la salud: reír mirándose a un espejo hasta cansarse durante tres minutos antes de comer, realizando también gestos y movimientos sin articular palabra. Todo ello es muy favorable para la buena digestión y evitar trastornos digestivos que nos hagan caer en estrés. Entre los movimientos a realizar pueden ser: hacer como si llenáramos un vaso con algún líquido, imitar la forma de desplazarse de algún animal… pero siempre riéndonos plenamente.

Se sabe que la risa es contagiosa y promueve los sentimientos de satisfacción y de alegría, une a las personas aportando un granito de felicidad desde dentro y por eso les brindo a continuación algunas frases que tratan sobre la risa.

Un hombre feliz en como un barco que navega con viento a su favor.
PROVERBIO CHINO

La sonrisa cuesta menos que la electricidad, y da más luz.
PROVERBIO ESCOCÉS

La risa es la distancia más corta entre dos personas.
VÍCTOR BORGE

Un día sin reír es un día perdido
CHARLES CHAPLIN

Pregúntese usted mismo qué pasaría si después de salir del teatro donde vio una obra humorística que le hizo reír muchísimo, se encuentra con alguien que maltrató, por ejemplo, de palabras a su hijo.

La musicoterapia

La Federación Mundial de Musicoterapia la define como el:

uso de la música y/o sus elementos (sonido, ritmo, melodía, armonía) realizado por un musicoterapeuta calificado con un paciente o grupo, en un proceso creado para facilitar, promover la comunicación, las relaciones, el aprendizaje, el movimiento, la expresión, la organización y otros objetivos terapéuticos relevantes, para así satisfacer las necesidades físicas, emocionales, mentales, sociales y cognitivas. Tiene como fin desarrollar potencialidades y/o restaurar las funciones del individuo de manera tal que este pueda lograr una mejor integración intra y/o interpersonal y consecuentemente una mejor calidad de vida a través de la prevención, rehabilitación y tratamiento.[5]

Es por ello que se usan piezas instrumentales con sonidos armoniosos que puedan transmitir la energía positiva, y así dejar fluir en el ser humano el sosiego tan necesario para la paz interior, ayudando al flujo de estímulos positivos y cooperando a que se promuevan las (RE) y las (RR).

Le sugiero se pregunte qué pasaría si después que sale de su ejercicio de musicoterapia, ya en relax, y llega al trabajo y se enfrenta con los ruidos usuales, de muchos decibeles.

La acupuntura

Esta forma de medicina alternativa, componente clave de la medicina tradicional china, se ha difundido por todo el mundo para tratamiento de diferentes patologías, incluso en ocasiones como parte de primeros auxilios. Aunque son múltiples las enfermedades en las cuales se aplica la acupuntura, se utiliza por lo general para el alivio del dolor. En estados de *shock*, desmayos y diversas crisis (histéricas, asmáticas, y otras), a veces incluso ocasionadas por el estrés, suele aplicarse esta. La pueden aplicar especialistas formados para ello.

Si se utilizan, en lugar de agujas, la presión de los dedos —a lo que se le llama digitopuntura o *shiatsu*—, se logran resultados similares, conociendo, claro está, los puntos claves para lograr lo deseado.

---

[5] Hamburgo, 1996, Comité de Práctica Clínica de la *World Federation of Music Therapy*. Tomado de Wikipedia.

Si después de haber recibido el tratamiento de acupuntura, pregúntese qué sucedería si ve a una persona que lastimó mucho a un familiar muy cercano suyo y que usted no puede ni ver porque no se le ha olvidado el daño causado.

El masaje

Se le considera la terapia más antigua utilizada por el hombre para el alivio de dolores y traumatismos. Las manipulaciones aplicadas no solo actúan sobre la piel y los músculos, sino también lo hacen sobre los sistemas nervioso, sanguíneo linfático y osteoarticular.

Al igual que en el caso anterior, la aplicación de masajes deben de realizarla profesionales.

Un caso particular es la frotación con nudillos como técnica para el relax físico:

- Colocarse en la posición que desee, ya sea de pie o sentado.
- Cerrar la mano derecha preparando los nudillos para que con ellos poder realizar la frotación.
- Colocar la mano derecha cerrada sobre el lado izquierdo del pecho, y con los nudillos frotar, realizando una rotación por toda esa parte y subir despacio hasta el músculo trapecio. Luego ir bajando por el brazo, manteniendo la misma acción de frotación hasta llegar a la mano y terminar sobre el dedo pulgar, como «sacando» el dolor.
- Repetir varias veces y hacer lo mismo pero con el otro brazo.

El organismo responde a todo con un proceso variado donde intervienen el sistema nervioso, el muscular y el endocrino fundamentalmente, dominado por el cerebro. Se trata de la respuesta natural al agresor, esta es de la que se vale el ser vivo como defensa para asegurar su vida pero que al mismo tiempo cuando se desarrolla mucho se convierte en nuestra propia autodestrucción.

De ahí la necesidad de conocer sobre este tema y trabajar para lograr el equilibrio.

La educación sexual

Esta otra práctica estudia y orienta la manera de evitar el estrés producido por depresiones o ansiedades causadas por los llamados impulsos genitales. Esta situación se manifiesta en distintas edades, especialmente en las etapas de inicio y fin de los procesos hormonales o las llamadas etapas de pubertad y de la menopausia.

La educación sexual dada correctamente abarca todos los aspectos de la persona, de ahí que se analice holísticamente. El desahogo sexual, según la ciencia, puede cooperar a que el ser humano pueda relajarse, pero en dependencia de la forma que este se realice. No olvidemos que estamos partiendo de una moral y ética intachables para que la educación sexual cumpla su cometido y contribuya a la formación de la personalidad.

Todo ser humano, desde el nacimiento, dependiendo del sexo, asume ciertos patrones; luego, por medio de los sentidos, las percepciones y lo que recibe como enseñanza y/o influencias, va conformando su «actitud ante la sexualidad»

Muchos teólogos plantean que el ser humano es integral, o sea, que no existe una división ni contraposición entre cuerpo y alma, entre cuerpo y espíritu; que su cuerpo es bueno ya que es creación de Dios y que lo bueno y lo malo son las tendencias u opciones que reciben diferentes nombres. Hay diversas actitudes y tendencias con respecto a lo que es bueno y malo, refiriéndonos a la sexualidad y la educación sexual.

Hay quienes plantean que la abstinencia sexual en las parejas puede ser algo que los aleje del amor carnal y los acerque al amor espiritual tan necesario para la comprensión mutua y solidificación del alma. Que lo espiritual y lo sexual debe ser un basamento mental entre los dos para las emociones, al conocerse sobre sus gustos, sus necesidades, sus prioridades. Pero también ese matrimonio debe de ser bendecido por Dios para su gracia total.

El contacto de las miradas comprensivas entre los miembros de la pareja puede ser relajante, al dar fe de amor compartido y brindar seguridad, por lo que puede ayudarles a ambos en el camino para obtener el equilibrio. Estas posiciones propician que el sexo no sea lo que ambos prioricen, sino que sea la armonía para la paz, dadas las bases de interiorizaciones humanas que han desarrollado. Por lo que al lograr que entre los dos exista un conocimiento desde ellos internamente y saber sobre sus miedos o inseguridades, sobre las características de sus personalidades, sobre sus egos, sobre sus preferencias y rechazos, puede resultar muy ventajoso. De ahí que la educación sexual puede ser otra herramienta de apoyo a aplicar con fines de tratar de superar por cada uno de ellos las incapacidades que tengan y brindarse satisfacciones el uno al otro.

Se dice que si la pareja llega a saber los mandamientos sobre el matrimonio desde la Iglesia, pueden tener otra balanza favorable para la paz y la armonía, porque se les enseñan que los factores biológicos y sexuales pueden interferir, pero al existir una unión espiritual fuerte, si se lleva esta relación al plano del alma, fortalecerá dichas relaciones.

Por lo que de esta manera, los deseos pueden pasar a un segundo plano y, cuando esto se logra, el matrimonio es indisoluble al resistirse ante toda tentación carnal, porque somos nosotros los que decidimos lo que hacemos con nuestra persona, nuestros deseos y aspiraciones.

En los animales prima el instinto o reflejo incondicionado, en fin solo lo biológico, el acto sexual se realiza por impulsos naturales, pero ellos llegan a aprender si se les enseñan a través de los reflejos condicionados muchas cosas y todos forman parejas como especies. Pero en el ser humano debe primar por sobre todas estas cosas el sentido de la vida, la razón y los valores y conocer bien la gran diferencia que existe en cuanto al sexo con respecto a los animales.

Podremos los seres humanos entonces optar entre las opciones siguientes: ¿acercarnos a la actuación casi animal o a lo humano? ¿Según la ciencia debemos retomar todo lo bueno de las experiencias de los hombres? ¿Entonces deberíamos obviar lo dicho por sobre la sexualidad y su control desde una espiritualidad positiva?

Los chacras y el aura

Según la filosofía oriental, los chacras son siete centros de energía que componen nuestra consciencia y nuestro sistema nervioso. Al estar completamente saludables, no tener ninguna enfermedad ni estrés, esos centros se encuentran alineados; un desequilibrio de cualquiera de ellos tiene influencia en el funcionamiento de las glándulas endocrinas y por lo tanto, repercute en el funcionamiento del cuerpo, en el balance mental y la integridad emocional.

Una de las técnicas más utilizadas para alinear los chacras y obtener el equilibrio necesario para obtener bienestar, paz y armonía, es el Reiki.

En el campo de la parasicología, se define el aura como un campo energético de radiación luminosa multicolor que rodea tanto a las personas como a los objetos como un halo, invisible para la inmensa mayoría de los seres humanos. Hasta el momento, no hay evidencia alguna de su existencia, no obstante cuenta con muchos defensores. Los estudiosos plantean que el aura no es algo estático, sino que se modifica con el tiempo, con la evolución de la persona desde todo punto de vista, y con el entorno.

Como algunos hábitos, emociones e interacciones pueden hacer que el aura cambie, pues también el estrés lo afectará.

En muchas ocasiones energías negativas que absorbemos del entorno y de las personas con las que interactuamos ocasionan los llamados bloqueos energéticos y el «aura sucia». De ahí que se recomienda purificarnos energéticamente, lo cual nos permite tener armas para poder vencer al estrés.

La quiropraxia o quiropráctica

Esta es otro tipo de medicina alternativa, y está centrara en el diagnóstico y tratamiento de los trastornos mecánicos del sistema músculo-esquelético, especialmente en la columna vertebral, ya que se basa en la creencia de que estos trastornos afectan la salud general a través del sistema nervioso.

Práctica de la gimnasia musical

La realización de ejercicios gimnásticos, acompañado por música, es útil para la relajación espiritual y física y llegar a obtener un estado de satisfacción corporal y anímico. De ahí que es otra herramienta o forma de tratamiento para aliviar el estrés, aunque además sea un deporte artístico muy usado en el mundo.

La nutrición

Los nutricionistas son los encargados de orientarnos sobre dietas a seguir para lograr una buena salud, según las necesidades individuales. Y plantean que la buena salud se logra tanto con cambios de hábitos en la alimentación como también practicando la desintoxicación, cada cierto tiempo, de nuestro sistema digestivo.

Cuando el estrés nos ocasiona desórdenes digestivos, cobra mucha más importancia la nutrición correcta, la cual incluso puede ayudar a prevenir las consecuencias del estrés. Conocer y prepararnos sobre este tema, debido a la influencia positiva que puede representar para nuestra buena salud, es algo vital.

Se plantea además que la falta de sueño tiene muchas veces que ver con las comidas, y si no se duerme lo suficiente podemos padecer también de estrés. Según los científicos, las comidas que contienen grasas hidrogenadas y ácidos grasos no saturados son dañinos al corazón e incluso algunos tipos de cáncer, ocasionando todo ello que la persona padezca de estrés.

Algunos nutricionistas sugieren la ingestión diaria de ciertos alimentos que son beneficiosos para nuestra salud; les menciono algunos ejemplos.

- Ensalada de lechuga y espinaca, chayote, carnes asadas
- Jugo de naranja y de limón, así como aceite oliva virgen

- Almendras (y otras semillas similares) y vegetales de color morado, entre otros (nutren y fortalecen al cerebro)
- Carnes (aportan proteínas para dar energía, pero solo se deben comer moderadamente una vez por semana)
- Piña (favorece a mantener activo el proceso del metabolismo, pero sin excesos
- Fruta bomba (evita los trastornos digestivos)
- Fresa (es alimenticia y refrescante, y favorece al proceso de producción de la progesterona hormona femenina, aunque se recomienda sin excesos para evitar desbalances)
- Perejil (para depurar la sangre)
- Cebolla (buena para la salud de los senos en la mujer ya que ayuda a la depuración glandular y también a las vías respiratorias)
- Ajo (entre otras cosas, recomendado para el sistema óseo)
- Pescado (propicia el fósforo para el fortalecimiento de los huesos al aumentar su densidad y genera el alivio de los dolores por esta carencia ayudando de esta manera también a refrenar los estímulos negativos causantes de estrés provocados por el dolor)
- Salmón (por el alto grado de Omega 3, por lo que fortalece el organismo, propicia que se liberen las grasas malas que producen irritabilidad y que sabemos nos llevan a caer en estado de estrés)
- Avena (uno de los cereales más completos, ayuda a la relajación del sistema nervioso y muscular)
- Apio (rico en androsterona y por lo tanto, ayuda a desarrollar las características sexuales masculinas)
- Aguacate (recomendado para prevenir y ayudar a eliminar el estrés, al ser rico en serotonina, que desempeña un importante papel como neurotransmisor al inhibir la ira, la agresión, y otras, relacionadas directamente con síntomas de depresión)
- Moras (poseedoras de antioxidantes y vitamina C, que ayudan a la desinflamación y sirven como prevención del estrés)

- Chocolate (producto rico en vitamina B6 que nos brinda la energía necesaria para la vitalidad del sistema nervioso general; se debe ingerir al amanecer y al acostarse para mantener el cuerpo satisfecho, evitando que se agoten las reservas inmunológicas).

Saber comer es incluir en las dietas alimentos según nuestras características y las patologías que se padezcan. Como prevención, debemos ingerir comidas bajas en calorías, evitar la sal en exceso y comer bajo de grasa (se evita tener el colesterol malo alto). Para los que ya tienen alto el colesterol, se aconseja no beber leche entera; evitar quesos, mantequilla, mayonesa, embutidos, vísceras, galletas, repostería; del huevo solamente la yema, entre otras medidas. Es preferible comer los vegetales y las frutas crudos, así como también hechos jugo, pero de forma natural

Es bueno comer poco, pero cada tres o cuatro horas; así se evita la obesidad y el metabolismo se regulará.

Existen también suplementos naturales dietéticos que ayudan a nuestro organismo, pero recomendamos que consulte con su médico.

La hidroterapia

Se trata de la utilización del agua como agente terapéutico, en cualquier forma, estado o temperatura. Sirve tanto para la prevéncion como para el tratamiento de enfermedades y lesiones, siendo útil de diversas maneras para aliviar el estrés. Se puede utilizar el agua de mar, también el de manantiales que contienen componentes útiles para determinados fines, y también añadiendo al agua de la bañera de la casa extractos de aceites y/o pétalos de flores que poseen cualidades relajantes.

Con elementos que tienes a tu alcance, como aceites, agua de rosas, pétalos y hojas de diversas plantas, puedes lograr baños que te ayudarán a combatir el estrés, a controlar las emociones, a reponer energías, a conciliar mejor el sueño, y no necesitas mucho tiempo para ello.

Por ejemplo, puedes gozar de un baño energético en tu bañera poniendo el agua a no más de 96.8 °F (más caliente puede causarte fatiga muscular). Debes cocer en unos 4 litros de agua hojas de albahaca, unas ramitas de canela, ortiga, romero y salvia, y dejarlo hervir unos diez minutos; después lo cuelas y lo añades al agua de tu bañera. Es un buen relajante muscular, sobre todo cuando estamos sometidos a estrés. También es relajante el baño utilizando pétalos y aceite de rosas.

La reflexoterapia o reflexología

Esta práctica trata de la estimulación de determinados puntos en los pies, manos, nariz y/u orejas, en base a la creencia de que el masaje en dichos puntos va a tener un efecto beneficioso en un cierto órgano. Para ello se utiliza la digitopuntura, a la cual nos referimos en un punto anterior.

Al aliviar numerosas dolencias, alivia también el estado de estrés provocados por estas.

Otras terapias

Muchas otras terapias, algunas antiquísimas y otras más recientes, se utilizan hoy en día con diferentes fines, y entre ellas, algunas para la prevención y alivio del estrés. Mencionemos tan solo algunas:

- la del humo, antigua terapia de curación maya
- técnicas vibracionales, entre las que destacan la gemoterapia, la aromaterapia, la ejercitación del yoga, el uso de la meditación, el ayurveda, la utilización de la energía Reiki, entre otras
- sanación con pirámides.

Conclusiones

Estos métodos, algunos de ayuda, otros de ayuda y de autoayuda, se han expuesto a fin de darles una pequeña visión de algunas de las técnicas utilizadas por los hombres, en la búsqueda de alivio ante las tensiones y para lograr el relax. De seguro comprenderán que el tratamiento estaría incompleto si dejamos a un lado la espiritualidad.

Mirémonos dentro de nosotros mismos, veamos qué somos, qué pudiéramos enmendar, qué evitar. Reconozcamos nuestros propios errores y desbalances que nos pueden hacer caer en estado de estrés. Si todavía no han aparecido las enfermedades o padecimientos que se derivan del estrés, aún estamos a tiempo de resolver ese gran problema porque ya tenemos a mano conocimientos, técnicas y herramientas que nos permiten tener la solución a nuestro alcance.

Llegar a establecer la diferencia con esa mirada renovadora analítica hacia uno mismo y hacia la familia es evitar el estrés y si ya se padece, poder trabajar para su neutralización.

y si dieres tu pan al hambriento, y saciares al alma afligida, en las tinieblas nacerá tu luz, y tu oscuridad será como el mediodía.

ISAÍAS 58:10

La ciencia viene de Dios, la fe mueve montañas, el amor mueve fronteras, la pasión mueve voluntades, y la oración mueve las manos de Dios.

ANÓNIMO

4

DESCUBRIMIENTOS a UTILIZAR DE MANERA ENTRELAZADA COMO TÉCNICAS CONTRA EL ESTRÉS

Los descubrimientos científicos contribuyen a solucionar muchos de los problemas que enfrentan a diario los hombres, porque las diferentes ramas investigativas aportan informaciones ventajosas a utilizar. Pensamos que si se unen esos conocimientos y se aplican como técnicas pueden ser valiosos para ayudarnos a alcanzar la salud mental y general, mucho más si estas se programan para prevenir o neutralizar al estrés.

En la rama de la psicología investigativa muchos descubrimientos se ajustan a planes con fines de sanación mental. El del poder conductor y vibratorio del agua asociado al poder vibratorio de la palabra y del poder mental cuando es dirigido a lo que se prefiere alcanzar, es algo científicamente aplicable.

El poder conductor y vibratorio del agua. El poder de la palabra pensada y expresada

Uno de los descubrimientos sobre el poder conductor y vibratorio del agua lo expone Raimon Samsó en una de sus conferencias y lo desarrolla en su audio-libro titulado *Las siete acciones para pensar como un genio.*

Samsó es uno de las autores que se dedican a la motivación y la búsqueda de un nivel de vida mejor desde otra visión; él nos habla de otros investigadores como son el Dr. Taller y Albert Astan, e incluye una descripción sobre los resultados de los estudios del poder vibratorio del agua, ya comprobado por el investigador japonés Masaru Eumoto:

Él investigó los efectos de las palabras en el agua, al ser un medio superconductor y que tiene la capacidad de memorizar la vibración del entorno. Sus descubrimientos son sorprendentes; en sus pruebas expone al agua pensamientos de alta vibración: gracias, paz, amor; y comprueba cómo el agua responde con coherencia y armonía a esas bendiciones. Seguidamente experimenta con pensamientos de bajas vibraciones: miedo, insultos y comprueba cómo el agua parece descomponerse caóticamente.

Entonces de acuerdo con sus resultados si un pensamiento es capaz de hacer eso en una gota de agua, imaginen qué puede hacer la mente al organismo que es un 60% agua, y al propio cerebro que es un 90% agua. Este es un universo de vibración donde todo es movimiento, el sonido, la luz, lo material, y lo inmaterial, todo a un mismo tiempo con energía vibratoria y a diferentes velocidades [...]

Basados en esta exposición que nos brinda los conocimientos fundamentados del poder conductor y vibratorio del agua, y del poder de la palabra y del control mental cuando se dirige a lo que uno necesita para crear nuevas realidades, entonces por deducción se pueden unir con fines de aplicar técnicas para prevenir o neutralizar el estrés de manera individual como autoayuda.

Antes de iniciar el proceso se debe elegir desde nuestro interior qué es lo que queremos, no por los instintos, sino al saber qué queremos obtener como necesidad, teniendo en cuenta la realidad unida a los valores; y teniendo una espiritualidad positiva, todos podemos proyectarnos con ideas creativas, visualizando el futuro.

Estas alternativas pueden ser otra opción a tomar para llegar a ser mejores personas y sentirnos con una buena salud desde nuestro plano interior.

Ahora seguro que pueden comprender mejor el valor de aplicarlas unidas, porque en algunas de las técnicas del capítulo anterior se orienta usar uno u otro de estos poderes, pero es ahora en este acápite que les damos varios de los resultados científicos a utilizar de manera entrelazada.

Estos ejercicios se pueden realizar independientemente de las creencias religiosas o doctrinas filosóficas que profesen o posean por tener un carácter científico y estar su finalidad enfocada al logro de la salud mental, espiritual y física en el ser humano. Pero si ahondamos desde la fe cristiana puede ser favorable al ayudar para el proceso de conversión desde una espiritualidad interior a fin de ser más humanos para el mundo, y ante Dios.

Sabemos que las palabras (el sonido) se transmite a través de los fluidos (líquido, gas o plasma) en forma de vibraciones, que el agua es un medio conductor y que el cerebro humano es un alto por ciento de agua. Estas tres fundamentaciones las podemos utilizar, como herramienta beneficiosa, para nuestro propio control mental, con actividades para la prevención del estrés. Se le pueden dar órdenes al cuerpo desde la mente, desde nuestro interior, con palabras o frases que se transmitirán como vibraciones y activarán la actitud positiva para el logro del control y dominio de nuestro cuerpo.

Se dice que los entrenadores de boxeo le enseñan al boxeador a que ellos mismos se repitan palabras o frases, como por ejemplo: *no duele*. Al pensarla y decirla reiteradamente pueden llegar a controlar desde su mente el dolor que sufre su cuerpo, de la misma manera que fortalece su voluntad a fines de lograr mantenerse en el cuadrilátero.

Si somos conscientes de que estas técnicas aplicadas correctamente y programadas nos pueden ayudar a neutralizar los mensajes de las sensaciones negativas —de dolor, huidas, miedos, inseguridad, inquietudes, soberbias, iras, violencias, descontento e intolerancias—, entonces estamos frente a otra herramienta positiva a incluir en nuestra vida cotidiana y para trabajar en la prevención del estrés de manera individual.

Aunque les daremos solo algunos ejemplos, existen muchísimos y pueden crearse otros para que el ser humano desde su mente se fortalezca y pueda realizar nuevas codificaciones, si son enviadas esas palabras cargadas de positivismo hacia nuestro subconsciente activándolo y renovándolo para que logre ir creando una respuesta positiva consciente que calme a todo el sistema nervioso violentado como si fueran reflejos condicionados. Esta orden puede emitirse en forma de palabras, frases u oraciones con sentido de verdad, fuerza, seguridad y fe. El uso frecuente de estas herramientas logrará que se llegue al control propio para hacer la necesaria diferencia y que sea desde nosotros mismos. Se pueden utilizar en la cotidianidad de nuestro trabajo, estudio, en nuestros proyectos, cuando meditemos u oremos, y como otro medio de autoayuda para calmarnos y lograr nuestro bienestar. Ellas se pueden expresar en presente, pasado o futuro. He aquí algunos ejemplos:

Relajo ya mis piernas…	Ya relajé mis piernas…
Ya relajaré mis piernas…	Yo logré…
Yo lograré…	Yo logro…
Yo estoy bien…	Todo estará bien…
Alcanzaré la meta…	Esto es bueno…
Acepto a…	Perdono las ofensas…
Yo pienso…	Yo puedo…
Yo analizo…	Yo utilizo…
Yo creo…	Dios vive dentro de mí…
Tengo paz y todo estará en paz…	Olvidé la ofensa…
Transmito paz…	Ya no hay odio al verlo…

Se dice que la mente puede llegar a tener el control del equilibrio total contra los estímulos negativos o estrés, si se realizan ejercicios sistematizados y programados con estos fines de autoayuda, ya que se convierten en reflejos condicionados.

El agua y la palabra tienen un poder conductor vibratorio y es por lo que usan expresiones que llamamos órdenes. Estas expresiones ya son usadas en función del control mental para la salud física, incluyendo otros medios con tecnologías avanzadas.

Todo lo que se aprende se debe llevar a la práctica, por lo que les damos a conocer actividades de ayuda y autoayuda que se aplican con el uso de frases y expresiones vibratorias, al estar demostrado que el lenguaje puede describir y crear la realidad futura, al mismo tiempo por ser este el vehículo sobre el cual se articula el pensamiento.

Si las palabras transmiten fluidos vibratorios y el agua es un medio conductor de ellas, y el cerebro humano es un **90%** agua, son tres fundamentaciones científicas que podemos entrelazar de manera que la mente desempeñe su rol, ejerciendo su poder sobre todo el cuerpo, dándole órdenes para influir en la activación de los pensamientos positivos y poder prevenir o neutralizar el estrés.

Ya saqué de mi interior a la ira, la prepotencia, la ceguera, el orgullo, los odios, los vicios, las ofensas, las venganzas, las envidias, los engaños, las traiciones, las inseguridades, las sugestiones…

Según planteamientos científicos, el uso de las palabras o expresiones vibratorias verbales aplicadas a nosotros mismos funcionan como energía generadora para el control propio y logro del relax al producir cambios de posiciones en el plano mental y lograr así el cambio en las actitudes del ser humano, si este se lo programa.

Al conocerse que las vibraciones son también flujos conductores de energía y que nuestras palabras poseen un gran poder vibratorio, podríamos estar seguros que si estas son positivas y están dirigidas a lograr acciones positivas, pueden ser útiles para la prevención del estrés.

Se ha comprobado que con el uso de las vibraciones armoniosas que produce la música, se han obtenido logros en el campo de la salud para el tratamiento de variadas patologías y, partiendo de las satisfacciones espirituales, para las relajaciones mentales-físicas.

Son muchas las herramientas a utilizar como muestra de la sabiduría obtenida por los hombres de ciencia para el bienestar común, que se pueden utilizar para el bien propio, pero todas requieren de cambios de posiciones, de crear nuevos estilos de vida como primicia y poder dedicarle tiempo a la prevención y a la sanación de algunas de nuestras esferas psicológicas afectadas.

El pensamiento positivo y su poder unido al poder borrador de la mente

Partiendo de que somos conscientes del poder de nuestro pensamiento y de lo que podemos lograr con la mente positiva, traemos otro elemento más que contribuirá a liberarnos y en algunos casos, a prevenir el estrés.

Antes de utilizar esta otra «herramienta», tenemos que conocer a profundidad el origen de nuestras emociones, lo que nos afecta en el orden psicológico, nuestras debilidades, vulnerabilidades, temores, resquemores, odios, obsesiones, traumas, etcétera.

Y es que tenemos la posibilidad de utilizar el poder borrador de la mente. Puede usarse personalmente, pero también la familia puede desempeñar un importante papel en la utilización de este poder borrador, que nos ayuda a liberarnos de los malos recuerdos, malas tentaciones y actitudes negativas que atentan contra nuestra estabilidad emocional y por lo tanto, interfieren en que podamos dominar nuestro cuerpo y controlar las actitudes para lograr una buena salud.

Todos necesitamos borrar imágenes y sonidos negativos o desagradables, tanto las que tenemos en nuestro interior como las que nos llegan de nuestro entorno. Cuando no contamos con un «borrador», todos esos sonidos e imágenes van actuando negativamente en nosotros. De ahí que debamos aprender este sencillo método: imaginémonos que tenemos una goma de borrar, a la cual puede ponerle el color que desee, y procedemos a borrar, con ella, las letras e imágenes de algún recuerdo negativo o desagradable que nos surja… este proceso debemos verlo paso a paso, percibir cómo esa goma va borrando cada vez más partes de ese recuerdo, hasta que lo desaparecemos, como lo haríamos si la imagen y las letras estuvieran trazadas en un papel con un lápiz.

Así, poco a poco, podemos irnos librando de muchas de las situaciones y recuerdos que nos causan estrés.

Conocimos ya sobre el poder borrador de la mente y que este puede utilizarse para ayudar a sanarlos, al utilizarlo como un mecanismo personal. Debemos aprovechar este llamado «poder» para olvidar lo negativo en nuestras vidas.

Con amor, humildad y la aplicación del poder borrador de la mente en la cotidianidad, el hombre pudiera llegar a controlar su ego y evitar manifestarse de malas maneras, y así lograr ser una persona con valores éticos y morales dignos de admirar.

Pero ya sabemos también que si en la mente está albergado algún tipo de recuerdo desagradable, nos deprime el ánimo, nos amilana.

Se orienta que es bueno en estas situaciones rodearse de amigos, ya sea del lugar donde se trabaja o se estudia, o de la iglesia o algún otro grupo de la comunidad; utilizar expresiones de afecto como son una palmadita en los hombros, abrazos, besos, palabras de aliento, consejos. En fin, establecer y afianzar las relaciones interpersonales dejando a un lado un poco los medios modernos existentes de distracción y de comunicación. Estas acciones son necesarias desde la familia, al ser el primer entorno en el que se puede lograr el equilibrio emocional al hacer brotar y desarrollar el sentimiento humano en sus integrantes en la convivencia. Es en la familia en la que pueden establecerse por primera vez los vínculos para la paz y la salud emocional de todos ya que científicamente el valor beneficioso de todas las acciones está comprobado y no es tan difícil realizarlas.

Además, ya se conoce otro descubrimiento científico que plantea que en un plazo de solo tres semanas, la mente humana borra lo que no practica e incorpora lo que se propone incorporar, con la práctica, por su propia decisión y para su bien.

Estos pueden ser los nuevos estilos de vida a llevar, para que nuestras actitudes sean renovadas y este nuevo conocimiento es uno de los basamentos que toda persona que necesite del cambio debe tener en cuenta. Si nos dimos cuenta que algo nos perturba —puede ser el alcoholismo, el tabaquismo, la gula, comer comida chatarra, la práctica de cultos que nos pueden tener fanatizados, las discrepancias, etc.—, pues la decisión es no practicarlo.

Es muestra de la inteligencia del hombre que al tener en cuenta todos estos conocimientos científicos validados y utilizarlos, los tome como arma poderosa a su favor y para la angustia (*distress*) espiritual y física.

Ya desde el seno de las familias con el desarrollo de su preparación cultural y apoyadas en las bases científicas esperanzadoras, pueden realizarse transformaciones que solucionen los problemas existentes para prevenir el estrés, para que sus integrantes sean saludables.

Si una persona no quiere olvidar lo que le hicieron ocuparía una posición negativa para el logro de la posible solución de su problema y no podrá ver los cambios desde esta posición al no buscar cómo borrar esos recuerdos ya convertidos en energía negativa. Esto la dejará abierta al infortunio todo se irá transfiriendo a la mente nutriéndola de energía negativa, lo cual se reproduce cíclicamente, como algo de nunca acabar.

Se sugieren variadas actividades para trabajar y borrar de la mente las cosas que nos dañan la salud. Por ejemplo:

- evitar ver fotos u objetos que traigan malos recuerdos
- evitar ver películas que nos hagan recordar hechos dolorosos
- evitar hablar sobre lo sucedido, y solo si es para llegar a arreglos o soluciones pacíficas, porque estarlas repitiendo provoca que se mantengan en nuestra mente y dado al poder vibratorio de la palabra desde nosotros mismos activaríamos de nuevo el negativismo, por lo que no se podrán borrar nunca
- evitar pensar en cosas negativas, y si vienen a la mente, tratar de renovarla con otros pensamientos y con las cosas positivas del entorno

- evitar tener mala voluntad hacia las personas y actuar renovando con la buena voluntad desde nosotros mismos, para llegar a ser personas de buena voluntad

- evitar hablar del pasado, hablando del presente sin mencionar a aquellos que nos han proporcionado agravios

- evitar actuar sin misericordia para con los demás y tratar de llenarnos de compasión para con ellos (cuando se recibe educación religiosa, se habla de la necesidad de ambas, porque nos llevan al proceso de conversión para poder llegar a ser mejores personas)

- evitar la incomprensión y sustituirla por la comprensión, al igual que al odio sustituirlo por el amor, a la intolerancia por la tolerancia, a la incoherencia por la coherencia, a la discordia por la concordia, a la desconfianza por la confianza, entre otras

- crear la costumbre de usar los actos de piedad.

Estas posturas a tomar aplicadas a la vida cotidiana ayudan a alcanzar el desarrollo del pensamiento positivo consciente humano que gestará siempre una buena salud en general.

Desde Cristo, todo lo que se decía sobre el Dios invisible cambió, al plantear que nos ama a todos por igual, que quiere la misericordia entre los hombres y a partir de la buena voluntad, convertir nuestra alma interior, lo que significa llegar a ser mejores seres humanos, que todos podemos ver las cosas diferentes.

Por lo que se sugiere brindar mensajes de paz como muestra de amor y clave del respeto para la humanidad, teniendo en cuenta la diversidad de comunidades y sus derechos. Con estas pautas a seguir, utilizando estas prácticas con sistematicidad, se va desarrollando la seguridad que propiciará nuestra salud desde el interior y así poder estar relajados.

Incontables son los monólogos interiores de carácter negativo que se pueden borrar en la mente de toda persona que conozca y aplique las técnicas.

Otras fuentes científicas nos plantean que cuando aprendes un nuevo conocimiento y lo aplicas, siempre provocas que trabaje la mente propiciándole su renovación, ya que la información anterior será guardada, y colocará la nueva obtenida como primera, por lo que cuando aprendes algo nuevo tienes la posibilidad de adoptar nuevas formas de ver las cosas, de pensar y de actuar. Un ejemplo es cuando estudias para poder ejercer otra profesión.

La mente es la máquina controladora de nuestro cuerpo y de todo su funcionamiento por lo que si ella puede ejercer su poder borrador y desocupar todos esos lugares de la mente donde estaban los recuerdos dañinos, las costumbres malas y enfermizas y otros, puede también, con nuestra acción, ocupar dichos lugares de la mente con elementos y energía positiva. ¿Por qué no utilizar esta dotación que existe en nosotros mismos para ser mejores personas para el mundo y ante Dios?

El ser humano por costumbre cambia las piezas a su carro, los muebles a la casa, pero le parece difícil realizar los cambios de actitudes necesarios en su vida de hoy y para la vida eterna, aun siendo personas de fe, solo por temor a los cambios a enfrentar.

¿Qué haces por la renovación física? ¿Estás haciendo lo mismo por la renovación espiritual? ¿Al final resuelves en realidad los problemas? ¿Qué haces por solucionar tus problemas sentimentales y espirituales? ¿Tienes algo programado a realizar para cambiar el estilo de vida en la fe, y para con Dios?

Posiciones y acciones ventajosas para la convivencia

Cuando de la convivencia se trata, es nuestro interés hacer hincapié en los puntos siguientes:

• se dice que saber manejar los momentos de rabia cuando estamos molestos es algo importante

• no infundir miedo paranoico y tratar de llegar a las comprensiones mutuas es muy necesario

• forjar nuestras voluntades, acabar con las indecisiones, inconstancias y miedos nos liberan

- el enfrentar el origen de todo tipo de decadencia e irresponsabilidades es muy beneficioso

- las relaciones interpersonales de acercamiento cooperan en la armonía si se elimina la soberbia como fruto del elevado ego

- si doy la mano todo estará bien, el lenguaje de mi cuerpo no sufre y el del otro tampoco porque transmito un mensaje positivo y logro con ello un amigo, un trabajador, un familiar empático en ese momento, sin divisiones para el pequeño mundo cotidiano

- me redimo a mi mismo e impongo una paz con amor dando equilibrio con mi positivismo, por tanto obtengo respuestas de relajaciones, sosiego, sabiduría, armonía y con ellas, salud mental

- el mostrarnos como somos y develar lo que hay en nuestro corazón, manifestándolo a través de un gesto cortés o un toque de afecto a las personas en el camino a transitar, es satisfactorio

- se dice que el amor desde el plano del cuerpo puede manifestarse como lenguaje sanador en función de terapias y de variadas formas de ayudarnos

- un abrazo después de un perdón, después de un arrepentimiento como gratitud en determinadas situaciones de dolor y de miedos, es muy humano y satisfactorio

- una palmada en el hombro, tomarse de la mano, cargar a un niño asustado, brindar una mirada de amor, nunca de ira, ni de rabia, ni con desprecio, es muestra de amor recíproco

- sonreír a las personas tristes para transmitirle afecto y alegría, es muestra de amor y humanidad.

Cuántas cosas por hacer o aplicar que servirían para poder hacer la diferencia positiva sanadora en nosotros, porque no somos solo cuerpo, ni solo alma, debemos ocupar posiciones sanadoras que nos hagan cambiar en ambas esferas. Y es que la calidad de las relaciones es algo que nos puede hacer feliz, ya sea entre parejas, familias, amistades y entre colegas. Se ha planteado sobre su valor sanador al ser todos almas encadenadas en cuerpos animados y estas posiciones pueden hacer la diferencia actuante sanadora, al funcionar como un toque terapéutico que rompa con un estado de energía negativa.

Uso de los decretos

Los decretos son formulaciones de frases u oraciones afirmativas que expresamos como ya logradas basadas en la fe, y con la fe de lograr alcanzarlas en el presente o en el futuro.

Los decretos nos ayudan a interiorizar el positivismo y modificar el carácter. Cuando seamos capaces de interiorizar órdenes positivas como reflejo condicionado por los usos de las técnicas que se deben a aplicar a diario contra el estrés, es que se verá su validez en el cambio de nuestras actuaciones.

Si nos decretamos ciertas acciones a realizar o pensamientos a tener, nos daría la seguridad necesaria y podremos apreciar haber logrado ser ya un administrador de nuestro cuerpo al poder moderar los impulsos propios naturales sobre el poder negativo. Ello significa tener el dominio y control sobre nuestras propias tentaciones en la búsqueda de nuestro placer o de la voluntad de saciar todo tipo de deseos negativos. Si llegamos a este logro podemos decir entonces que hemos roto viejos patrones y desarrollado uno nuevo y mejor.

Ya sabemos quitarnos presiones, descargar viejas ideas y pensamientos, así como cargar nuevas ideas y pensamientos en nuestra mente, al igual que podemos valorar, meditar, limpiar la mente y alimentarnos espiritualmente, por lo tanto, obtener las respuestas de relajaciones espirituales necesarias.

El hombre llega a ser un hombre verdadero cuando madura y aprende a escuchar, trata de corregirse y demuestra de esta manera su humildad. Se dice que las personas de fe, al reconocer que son un templo vivo de Dios, logran ser mejores. Aunque la fe no se considera desde algunas posiciones científicas como necesaria por tenerse como algo ilusorio, subjetivo y voluble. Pero ya sabemos de igual manera que somos personas socialmente espirituales y que nuestro cuerpo necesita ser dirigido por nuestra mente, para así obtener un ser humano mejor, preparado para enfrentar la vida y no caer en estados de estrés.

Juegos imaginativos para borrar los malos pensamientos

Al saber que la memoria hay que activarla con ideas desde nosotros mismos como individuos, para que se mantenga viva, se pueden realizar numerosas actividades.

En el mundo en que vivimos, debido al uso de la cibernética y de otros medios de alta tecnología (entre ellos, las computadoras, celulares, *tablets*, etc.) aparecen infinidades de actividades, no solo por entretener, sino para activar todos los sentidos, los reflejos y para renovarnos, por lo que constituyen otra de las vías utilizadas para el relax, si se practican de una manera correcta y sistematizada sin extralimitarse; es otra herramienta que tenemos a nuestro alcance.

Algunos científicos plantean que con prácticas para el desarrollo de la imaginación se pueden activar también los pensamientos renovadores positivos, ayudando al equilibrio de la mente al estar enfocada en buscar, descubrir y crear nuevas cosas. He aquí la importancia de mantener a las personas mayores con discapacidades en círculos de actividades recreativas y creativas. Se dice que estas ayudan a ir sacando las ideas que propician dudas, miedo, dolor, sufrimiento, y dando paso a los pensamientos positivos de creación para la alegría, la confianza, la fe, la aceptación, el amor y la paz, como medicina preventiva y utilizando también las técnicas del poder borrador de la mente.

De esta manera aprendemos a realizar limpiezas espirituales, emocionales y sentimentales como autoayuda. He aquí una prueba del proceso de humanización interior en todos, a partir de la buena orientación hacia lo correcto para equilibrar la vida. Pero si nos mantenernos tercos o con la mente cerrada, nada será posible ya que estaremos cerrando la puerta y el camino para la transformación de estar aptos para una vida gratificante. Siempre hay una esperanza, solo tenemos que confiar en ella, la clave está en saber discernir y tomar lo positivo, porque nada que venga de afuera te lo puede dar, ni nadie lo puede hacer por ti. Todos somos personas únicas, irrepetibles, especiales dotadas por un Creador que siempre va estar esperando el cambio de tu vida y perdonar todo lo que antes fuiste.

Las técnicas del uso de la imaginación crean perspectivas a seguir para el autocontrol de los pensamientos, al activar la memoria y fomentar los pensamientos positivos, otra fuente natural a utilizar unida al poder borrador de la mente al realizar actividades o usar técnicas de cambios imaginativos creándose por escrito.

Esta técnica, aunque parece un juego, puede funcionar como autoayuda, si se aplica correctamente. A continuación, varios ejemplos de cómo pudiera realizarse:

Se escriben frases u oraciones donde se expresen los problemas que afligen, inquietan o dañan	Se borran las frases u oraciones de la columna de la izquierda y sobre ellas, se escribe todo lo contrario
Tengo miedo a las ranas	Yo no temo a las ranas, las agarro sin miedo alguno
Tengo costumbre de mentir	Ya no miento, y no lo hago porque me ha dañado
Tengo un dolor guardado que me daña	Saqué de adentro todo lo que me dañaba
Me ofendieron y eso me causó dolor	Saqué de mi mente la ofensa y lo(a) he perdonado
Las malas compañías corrompen mis buenas costumbres	Sustituyo mis amigos por otros que me brindan paz, verdad y sabiduría para sentirme bien
Tengo un gran apego con las novelas	Cambio las novelas por lecturas y juegos que me ayuden a mejorar mi salud espiritual y física

El fanatismo «x» me ciega	Nada me domina ni ciega
La energía mala del entorno me daña	No dejo ya entrar a mi mente lo que me perturba

Sabemos que todo lo del entorno influye en a la mente de todo individuo, ya que esta se nutre de esa energía que puede ser la palabra pensada y hablada negativa para influir en el estado de la salud espiritual y física de una persona, pero también es la positiva, en la cual debemos centrarnos.

> *Cae una hoja*
> *y, acto seguido, al viento*
> *se entrega otra.*
> WASAJO, poeta japonés"

> *No puedes controlar todas las situaciones en tu vida,*
> *pero sí puedes controlar todas tus*
> *actitudes hacia esas situaciones.*
> ZIG ZIGLAR

La razón y la voluntad conforman en el pensamiento un binomio básico

La vinculación entre racionalidad y condición humana llevó al presbítero Félix Varela, en sus *Lecciones de Filosofía*, a afirmar lo siguiente:

> *[...] ¿quién no advierte que es imposible haber formado antes la idea de hombre sin la de racional? No formamos idea de hombre sino cuando tenemos ya conocidas las principales propiedades, tanto en la parte corporal, como en la intelectual; pero cuando nos vemos precisados a hacer que se observe la propiedad de pensar, llamamos la atención pronunciando la palabra hombre [...]*

Y como afirma en su artículo el abogado y profesor universitario Yuri Fernández Viciedo,[6] refiriéndose a Varela: «A la vez, razón y voluntad conformaban en su pensamiento el binomio básico para la composición de la esencia del alma humana; así: "Considerando nuestra alma, advertimos en ella las facultades de pensar y querer, las cuales comprenden en sí todas las otras".

> *Se dice: «Yo soy libre de hacer lo que quiera». Es cierto, pero no todo conviene. Sí, yo soy libre de hacer lo que quiera, pero no debo dejar que nada me domine.*
> *Sagrada Biblia,* Corintios 6:12[21n]

Debemos conocer qué posiciones adoptamos en la vida ante las distintas situaciones, conocer cómo en nosotros se manifiesta el binomio básico de la razón y la voluntad.

La felicidad es un decreto, una decisión personal

Muchos se pasan la vida buscando la felicidad y no disfrutan ni son felices con lo que tienen. Esto, en muchas ocasiones, lleva a la persona a tomar malas decisiones, a caer en estrés al no lograr lo que ella piensa que es la felicidad.

Hay personas, por ejemplo, que hacen siempre lo que les satisface (pretendiendo ser felices), escogen lo fácil, lo placentero, solo logran frutos negativos pero siguen aferrados al materialismo, al fetichismo, las pasiones, los fanatismos con los cultos, el egoísmo, la malicia, el vicio o la violencia le llegan a dominar, etcétera.

Cuando esto sucede viene aparejada la crisis de valores y para esta situación se necesita de la creación de normas, reglas, disciplina y voluntad. Se necesita crear actividades para una nueva

---

[6] «Un sacerdote católico y una visión de libertad individual para Cuba», publicado en *Contribuciones a las Ciencias Sociales,* en febrero de 2011. http://www.eumed.net/rev/cccss/11/yfv2.htm.

educación de toda índole, tomando con ejemplos un patrón positivo de vida nueva y de un ideal, para que se formen los nuevos valores sobre esos ya arcaicos que pueden enfermar a la persona.

Sabemos que hemos fallado como padres y las generaciones no han sido evangelizadas desde la infancia para tener como base la fe en el amor, a la verdad en el ser humano y ya estamos pagando por esos errores todos.

Al llegar a esta página ya han conocido herramientas a seleccionar, pero sigue siendo una opción el libre albedrio en los seres humanos y depende también de los conocimientos que pueda adquirir.

Les invitamos a luchar porque los sueños como pensamientos positivos a fin de que se hagan realidad para el bien de todos, porque para ganar en la vida no hay que esperar que la vida cambie, solo se tienen que conocer y aplicar técnicas para nuestro propio dominio y es que a partir de esta posición inicial básica es que podremos vivir mejor al estar bien mentalmente, y por lo tanto, estaremos bien físicamente.

Los pensamientos a continuación sobre el tema, de la autoría de grandes personalidades de las ciencias y de diferentes culturas, podrán animarlos hacia una espiritualidad positiva. En mi criterio, una persona positiva convierte sus problemas en retos, no se pueden obtener resultados estando con posiciones negativas y la clave está en saber elegir lo que debemos hacer.

Anónimo

Decide ser feliz, decide sentirte feliz; la felicidad como las enfermedades es un estado que contagia, trata de transmitirlas a los tuyos y tendrán salud para ser feliz porque la salud mental es el paso a todo lo bueno en ser humano. La vida es una al menos en este cuerpo ahora, no permitas que nada te destruya y mucho menos tú mismo, por no querer abrir tu mente.

Anónimo

Cuando crezcas, descubrirás que ya defendiste mentiras, te engañaste a ti mismo o sufriste por tonterías. Si eres un buen guerrero, no te culparás por ello, pero tampoco dejarás que tus errores se repitan.
PAULO COELHO

Es durante la oscuridad que debemos concentrarnos en ver la luz.
ARISTÓTELES

La conciencia es una. Las percepciones son muchas.
DEEPAK CHOPRA

Nunca una noche ha vencido al amanecer, y nunca un problema ha vencido a la esperanza.
BERN WILLIAMS

El amor no está en el otro, está dentro de nosotros mismos; nosotros lo despertamos. Pero para que despierte necesitamos del otro.
PAULO COELHO

*No te rindas, por favor, no cedas,
aunque el frío queme,
aunque el miedo muerda,
aunque el sol se esconda y se calle el viento,
aún hay fuego en tu alma
aún hay vida en tus sueños,
porque la vida es tuya y tuyo también el deseo,
porque lo has querido y porque te quiero.*

*Porque existe el vino y el amor, es cierto.
Porque no hay heridas que no cure el tiempo,
[...]
porque cada día es un comienzo nuevo,
porque esta es la hora y el mejor momento.*

porque no estás sola,
porque yo te quiero.
MARIO BENEDETTI

[...] y del mismo modo que una tormenta no tiene capacidad para destruir el cielo, estas sensaciones [desagradables] tampoco pueden destruir nuestra mente.
GUESHE KELSANG GYATSO

Busqué al Señor [...] y me liberó de todos mis temores.
Sagrada Biblia, Salmos 34:4

Cada día cuando levantes tu cuerpo de la cama, no olvides levantar también tu entusiasmo por la vida.
ANÓNIMO

Aprende a ser feliz con lo que tienes, mientras persigues todo lo que quieres.
ANÓNIMO

A veces el fin de un camino, es el inicio de uno nuevo.
ANÓNIMO

Durante un tiempo fui lo que pude, ahora soy todo lo que quiero.
ANÓNIMO

[...] que el Señor nos ayude a colocar estas tres palabras [permiso, perdón y gracias] en su justo lugar, en nuestro corazón, en nuestra casa, y también en nuestra convivencia civil.
PAPA FRANCISCO

Se recomienda animar la espiritualidad leyendo, por lo que leer un buen libro es otra herramienta a retomar a favor de la espiritualidad positiva y de prevenirnos contra el estrés.

Psicología de la paciencia

La psicología de la paciencia es la que nos muestra por qué y cómo llegar a la aplicación de métodos para que el ser humano logre sus objetivos como proyecto de vida. Plantea que se puede introducir en los hombres voluntariamente la paciencia necesaria para llegar a la aceptación de las cosas sin perder las perspectivas, lograr perdonar sin humillarse, solo con la postura de llegar a redimirnos nosotros mismos de una manera consciente. Y es a partir de una base lógica e inteligente que se llega a comprender que es un camino a transitar para la paz y para ser mejores seres humanos, si nos lo proponemos. Se asegura que casi todo se puede llegar a regir, controlar y vencer si se utiliza la psicología de la paciencia para la paz interior y para el control de las luchas internas y externas a enfrentar. De ahí que puede ser otra valiosa herramienta a aplicar para cambiar nuestras posiciones negativas de desesperos y ansiedades ante determinadas situaciones y como ayuda para prevenir al estrés.

Conocer sobre esta rama nos enriquece para crecernos como seres humanos, porque ya sabemos que si no estamos relajados espiritualmente, no podremos llegar por completo al relax mental, aunque apliquemos cualquier otro tipo de relajación física. Debemos asumir en nuestra vida diaria nuevos estilos de vida para obtener el equilibrio, desde nosotros mismos para ser mejores personas en nuestro medio estudiantil, familiar y laboral.

Las relaciones afectivas

Debemos tener presente que el papel que desempeñan las relaciones afectivas en nuestras vidas se debe conocer y valorar en su justa medida porque es otra «medicina» a recibir y a dar como algo preventivo y contra el estrés. Todos necesitamos del afecto de otras personas y de nada vale apegarnos a lo material, ni tampoco sentir amor excesivo y vehemente por algo o alguien.

Un ejemplo es cuando priorizamos una mascota y la ponemos en primer lugar, si no tratamos de relacionarnos con otras personas de nuestro entorno familiar, va faltando el tiempo para la comunicación con los de nuestra especie, ponemos barreras a nuestros pensamientos, sentimientos y los estados emocionales quedan congelados dentro de nosotros. Recibir y dar afecto, cariño y amor es la mejor medicina para prevenir y combatir el estrés; pero además, dar gracias, pedir perdón cuando cometemos un error, porque no somos como los otros desean que fuésemos, así como crear espacios positivos con los de nuestro entorno con impulsos de gratificaciones y diálogos comprensibles es otra herramienta espiritual a utilizar.

Algunas normas a cumplir para las buenas relaciones en familia, escolar y laboral; debemos tratar de:

* no sobrepasar los límites enmarcados en cualquier terreno que ocupemos, resulta muy dañino

* no resquebrajar las privacidades, ni las barreras impuestas de manera prepotente

* no imponer, ni interponerse ante las cosas, ni entre las personas

* mantener distancias necesarias entre las personas y cosas como muestra de respeto

* no demandar exigencias por encima del nivel o de las posibilidades

* aprender a valorar las cosas pequeñas

* saber esperar y hablar a tiempo según sea el momento adecuado.

Es muy valioso trabajar para el logro de una familia sin divisiones, en el pequeño mundo cotidiano a vivir. Lograr la paz entre nosotros es olvidarse de estar en guerras, colocando en nuestra mente la meta a lograr y que solo es posible si estamos en paz con nosotros y con los demás.

Y es que para lograr los cambios necesarios en las relaciones afectivas, se recomienda además:

- establecer relaciones y convivencias con grupos de amigos de iglesias, creativos, de deportes o de otra índole
- apacharse en familia en la cotidianidad como es el uso de palmaditas, darse abrazos de oso, palabras de aliento y consejos para mantener estrechos los vínculos interpersonales
- establecer horarios de actividades de comunicación personal sin usar los medios de tecnologías modernos
- crear actividades para fomentar los cambios que sean necesarios realizar según sea las situaciones
- sustituir viejas costumbres y relaciones que ya nos dimos cuenta que nos perturban, por otras que transmitan satisfacciones y alegrías
- vincularse a programas de ayuda para dejar el tabaquismo, el alcohol, las drogas, como nuevos estilos de vida
- pertenecer a un grupo de animación de juegos recreativos y de artes
- buscar lugares y personas que nos propicien calma, amor y paz como elemento necesario para la espiritualidad
- mantener una espiritualidad serena y gentil durante las actividades cotidianas.

Tests mentales

Si bien es cierto que los diagnósticos a partir de determinadas *tests* debe realizarlos un psicólogo profesional, una forma de autoayuda es realizar algunos por uno mismo y sus resultados, respecto a la personalidad, al carácter, etc., tomarlos como una orientación.

Dicha evaluación nos servirá para ir en búsqueda de normas propias a fin de contrarrestar lo que nos altera o afecta, y de esta manera poder prevenir y/o evitar el estrés y sus posibles consecuencias. Con sus resultados que tomaremos, repito, a modo de orientación, podemos saber:

- si nos descontrola alguien o algo
- sobre las energías que me trasmiten

- si sentimos miedo de algo o de alguien
- si nos resulta intolerante una cosa, persona o alimento
- qué es lo que nos causa soberbia, ira o impulsividad
- si no hemos logrado perdonar a alguien
- si nos causa rechazo algo que ingerimos o tocamos
- si estamos sintiendo incertidumbre y por qué
- si estamos sintiendo inseguridad y descifrar sus motivos
- si estamos dominados por nuestras propias ambiciones
- si el vicio o la adicción nos dominan.

Muchos doctores afirman que personas con enfermedades incurables como el cáncer, han logrado vencerlo satisfactoriamente, gracias al papel de ayuda clínica que desempeña la aceptación, las posiciones de fe y de paz interior alcanzada en esos individuos.

El orden y la organización

Tanto uno como otro desempeñan un importante papel en la prevención del estrés en nuestra vida diaria. Enumeremos algunos puntos que nos ayudarán:

- hacer la planificación de todo lo que debamos cumplir
- priorizar las tareas y hacer una cosa a la vez
- trabajar solo como máximo diez horas al día
- descansar entre las tareas
- no establecer competencias por encima de las posibilidades, tanto en el trabajo como en los juegos
- no estar muy pendiente de la hora
- evitar discusiones
- hacer las cosas sin prisa
- resolver los problemas en el momento que se presenten y evitar que se acumulen
- planear cada año unas vacaciones lejos del trabajo y de los ruidos
- reservar cada semana uno o dos días para descansar de todas las rutinas y del trabajo

- hacer las acciones de caminar, hablar, comer de forma normal, y no de prisa
- dormir de siete a ocho horas diarias
- comunicarse infundiendo comprensión y aliento de vida
- cultivar costumbres de escuchar música relajante y de ver cosas agradables
- practicar un pasatiempo creativo y alegre
- realizar ejercicios moderados regularmente y practicar deportes
- alimentarse bien para tener al organismo preparado al gasto adicional de energía
- mantener patrones de vida y si es necesario cambiar o ir creando poco a poco otros
- cultivar una de las costumbres de meditar o de realizar actividades de relajaciones
- expresar los sentimientos de agrado o de desagrado de manera paulatina
- olvidar los resentimientos, odios, agravios con la terapia del perdón
- discutir o hablar sobre los problemas con alguna persona de confianza
- pedir ayuda cuando sea necesario
- proponerse objetivos alcanzables en la vida cotidiana, tanto a corto como a largo plazo
- disfrutar de todo lo sano que nos brinda la vida
- visitar al médico primario para hacerse un control o chequeo de salud
- nunca perder la confianza en sí mismo y en su poder
- establecer, si tiene inclinación a ello, prácticas artísticas como son: pintar, esculpir, danzar, tocar algún instrumento musical, etcétera
- pertenecer a un grupo de animación, juegos, estudios, trabajo, religioso o recreativo

- mantener un espíritu gentil y sereno para poder dar paz y apacentar nuestro entorno
- buscar lugares y acercarnos a personas que nos brinden paz, calma y positividad.

5

Cultivo y desarrollo de nuestra autoestima

Todos tenemos una opinión acerca de nosotros mismos, cuáles son nuestras capacidades, cualidades, modos de sentir o de pensar... todo ello conforma la imagen que tenemos de nosotros, y precisamente la autoestima es la valoración que hacemos de nosotros mismos sobre la base de las sensaciones y experiencias que hemos ido incorporando a lo largo de la vida. Esta puede ser positiva o negativa, alta o baja, como quieras llamarle; en fin, que nos gustamos o no, aunque muchas veces no lo expresemos.

¿Por qué es importante una buena autoestima y qué relación tiene con el estrés? De la autoestima, en gran medida, depende la realización de nosotros como persona, los logros que alcancemos, ya sea en nuestra vida profesional o personal. Las personas con una buena autoestima son capaces de enfrentarse a la vida y resolver los retos que esta plantea; los que se perciben con una autoestima baja, se autolimitan y por lo general, fracasan.

Al ser la autoestima la percepción evaluativa de uno mismo y se dice que nadie deja de pensar en sí mismo, ni de evaluarse, entonces lo más importante para cada ser humano es desarrollarla de manera positiva y realista. Pero hay que conocer algunos conceptos y las diferentes maneras de cómo lograrlo.

Las bases de la autoestima son dos:

- el auto-concepto, que es la imagen que tiene cada persona de sí misma.

- la auto-aceptación, que es el sentimiento propio de no tener que avergonzarse de nada.

El efecto Pigmalión (también conocido como efecto Rosenthal) es el fenómeno mediante el cual expectativas más altas conllevan a un incremento en los desempeños; en las relaciones interpersonales, lo vemos como la creencia que tiene alguien de poder influir en el rendimiento de otra persona.

Debemos conocer cómo es que influye la autoestima en la vida diaria de un individuo, para poder llegar a valorarnos, a medirlas en nosotros mismos y así poder solucionar el problema que produce en otros.

Se plantea que:

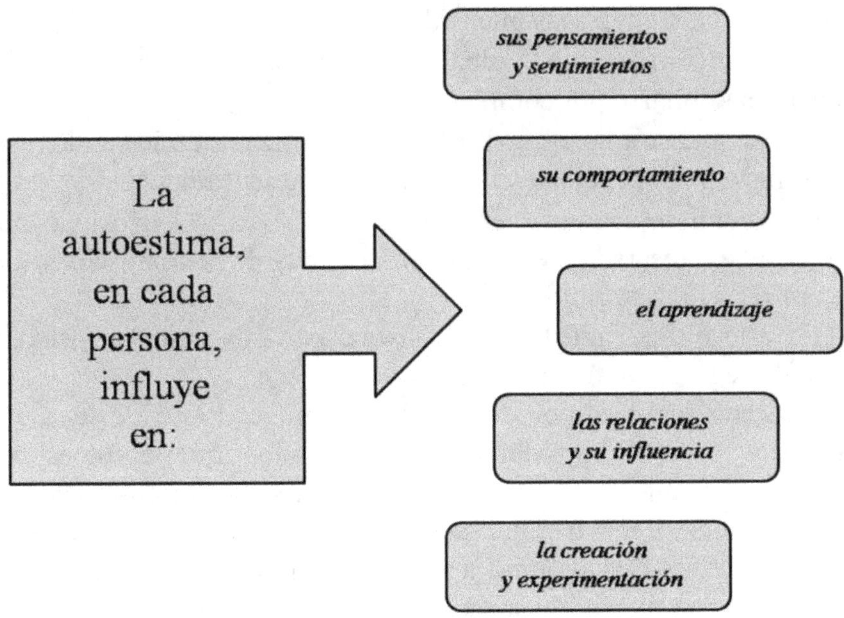

Síntomas de baja autoestima

Estos síntomas, al conocerse, nos brindan la medida de afectación que poseemos en ella. Porque cuando hay baja autoestima todo el comportamiento del ser humano funciona diferente. Una persona con baja autoestima:

- aprende con dificultad, adquiere hábitos de crítica, envidia y descontento

- se muestra como víctima

- le echa la culpa a los demás de lo malo que hace y se excusa a sí mismo, utilizándolo como escudo

- teme a la crítica, se vuelve hipersensible, se siente atacada por razones ilógicas y no reales, es una persona indecisa crónica y sufre de miedos exagerados

- demuestra deseos excesivos de complacer a otros, y no se atreve a decir «no», solo por temor a desagradar

- se vuelve perfeccionista y auto-exigente, no acepta errores y sufre por ellos con más intensidad

- se manifiesta con culpabilidad neurótica, y se condena sin llegar a perdonarse por completo

- se muestra hostil, irritable, súper crítica, todo le sienta mal, le disgusta, le decepciona y con todo se siente insatisfecha

- mantiene siempre tendencias depresivas, a verlo todo negro, y de expresarse de esta manera: «no hay de otra, mi vida y mi futuro no acepta cambios».

En este último, pueden apreciar que por esta causa la persona llega de seguro a sufrir de estrés.

Existen muchos tipos de ejercicios para el logro de la aceptación, y son muy importantes, porque al saber que la autoestima es un motor que nos impulsa hacia el proceso de realizaciones personales, se debe trabajar para mantenerla alta, por lo que es aconsejable aplicarlos como ayuda y autoayuda en nuestro diario vivir. Estos se deben ajustar a las diferentes edades, y a las necesidades a mejorar en cada individuo.

Con el desarrollo de las nuevas tecnologías se pueden encontrar muchas actividades a realizar, con solo escribir en el buscador (de su celular, computadora o *tablet*): «necesito conocer ejercicios para elevar la autoestima» y pueden practicarse tanto en sus hogares, como en escuelas y grupos de amigos. Es increíble que a pesar de existir tantas actividades casi no se utilizan, porque las familias no conocen sobre ellas, ni poseen esa cultura de sanación a incluir en las actividades familiares.

Les sugerimos algunos videos que pueden ver en YouTube:

• los de Juan Sebastián Celis Maya, que nos brinda videos diversos sobre el tema

• los de Enrique Delgadillo, que nos muestra pasos a seguir para elevar la autoestima

• *Dinámica de autoestima* de «Pulcino Educativo», con dinámicas a aplicar; y entre ellas están los juegos de superación personal, de actitudes y de movimientos

• los que nos brindan ideas para mejorar la autoestima

• las dinámicas de motivación

• los talleres de risoterapia

• los ejercicios escritos y de reflexiones.

Todos están ajustados a las diferentes edades, para niños, adolescentes y adultos. Otros se pueden buscar por Google. Recomendamos un proyecto de promoción de la salud mental para adolescentes y padres, titulado «Promoviendo la adaptación saludable de nuestros adolescentes».[7] Para los adultos, se aconseja aplicar dinámicas de soluciones de conflictos, los utilizados para romper el hielo, los de liderazgo, etcétera.

A partir de estos ejemplos se pueden crear otros ajustados a las necesidades individuales, para realizarse en los tiempos libres o como programaciones necesarias de carácter sanador y en familia.

Actividades para valorarse de manera individual

Se plantea que pueden utilizarse estas actividades, producto de investigaciones y fundamentadas en los últimos descubrimientos, como técnicas para autoevaluarse desde diferentes puntos de vista, saber cómo nos encontramos psicológicamente. Los hombres

---

[7] De la autoría de Patricio José Luis Lázaro, y se encuentra en: http://www.msssi.gob.es/ciudadanos/proteccionSalud/adolescencia/docs/AdoCompleto.pdf.

exitosos y de fe dicen que para poder llegar a encontrar lo necesario, hay que buscar lo que está oculto en nosotros mismos, en fin, las no conocidas tenemos que identificarlas, verificarlas, para el cambio y bien propio, al igual que para el de los demás. Algunas de las posiciones positivas analizando el presente pueden ser:

• Tengo mi escala de valores bien definida, mis actuaciones son estables, tengo dominio de mí mismo, tengo fuerza espiritual y mi autoestima suficientemente alta.

• Mi personalidad es positiva para todos, mantengo posiciones de fortaleza espiritual, mental y física, ya soy una persona diferente, ya soy estable en todo desde mi debilidad interior y apoyada en el amor.

• Con la actitud de tomar un modo de pensar diferente sobre mi pasado y con el uso de cambios de posiciones, aunque me fue difícil, pero he logrado que ya no me dañen.

• Porque no soy mi pasado y si quiere volver lo puedo controlar, lo saco de mis pensamientos porque mi mente puede hacerlo.

• Ya no me controlan mis emociones, no acepto mi debilidad anterior, tengo confianza de mi fuerza desde mi paz interior.

• En mi yo interior ya no hay odios, celos, envidias, miedos ni chismes que me puedan inquietar.

• En mi yo interior ya no hay complejos, obsesiones, fanatismos políticos ni religiosos, ni me dejo llevar por el desamor, ya hay conformidad y aceptaciones lógicas.

• Ya no acepto en mí las incomprensiones, ni las imprudencias, ni las ambiciones, ni la charlatanería porque me dañaron mucho; ya las he rechazado.

• En mi persona controlo las desilusiones, las desobediencias, las lujurias, los vicios, el orgullo.

• Ya en mis noches no tengo insomnio, porque borré los malos recuerdos, cada momento que respiro es el que vivo, es el ahora.

- Las actuaciones irracionales ya no existen al no padecer de bloqueos mentales por el estrés.

- Ya sé controlar mis mezquindades, mis pensamientos adulterados, mis indisciplinas, mis inconstancias, mis tristezas, mis aberraciones, mis coacciones, mis imposiciones.

- Ya he aprendido a controlar lo que voy a decir y no critico ni blasfemo, hablo con coherencia.

- En mi yo, logré manejar los momentos de rabia, ya no infundo miedo, sino comprensión.

- En mi yo cotidiano muestro mis cambios de estilos de vida, sintiéndome mejor.

- El tener el control de las iras y las compulsiones, me propicia una buena salud y ya he logrado frenar todo tipo de impulsividad.

- Siempre digo no a las disconformidades, a las ansias de venganzas, a los deseos de pelear, a las añoranzas desmedidas, a las amarguras y a las incomprensiones; todo ha sido poco a poco, pero he logrado ponerme en el lugar de los demás.

Todos estos pensamientos y posiciones, teniéndolas como logradas, animan nuestra mente. Nos puede parecer difícil, pero si abrimos la mente a lo necesario para nuestro bien, podemos enfocarnos en los cambios de actitud y nuestras actuaciones nos llevarán a un final sano y feliz. A continuación, otros ejemplos, pero con expresiones dirigidas al futuro:

- Debo asumir la posición de estar dispuesto a tener un espíritu gentil y sereno, ser compasivo, recordando siempre que, con la blanda respuesta se quita la ira, mi palabra no puede ser áspera, porque esa manera de expresarla incita el furor en los otros, convirtiéndose el diálogo en un caos.

- No será tan difícil limar las asperezas entre los que me rodean, así que me lo propongo porque que es una necesidad.

- Todo lo positivo creado lo enfocaré en mis pensamientos, para que mi mente pueda poseer los patrones que necesita, para alcanzar el control de todo el organismo al lograr obtener las cosas buenas y necesarias.

- Para avanzar en la vida no debo agarrarme a las retrospectivas infructuosas, solo a las buenas, por eso en el diario vivir debo irme conformando una nueva persona.

- Al hacerlo soy puente para todos y no pared, siembro semillas de amabilidad con quien la necesite; en lo cotidiano voy ayudando a que otras personas salgan de sus problemas, eso es servir al otro como muestra de mi amor hacia ellos y de esta manera ya me iré sintiendo mejor.

- Siempre voy a dar una respuesta sencilla, deferente, empática y coherente aunque no lo desee, o porque realmente pensemos que esa otra persona no lo merezca.

- Deseo ser ejemplo y testigo de la cultura de la vida que propicie paz, que es estar satisfecho de que sé refrenarme a mí mismo, en fin sé redimirme y eso me traerá una alegría interior inexplicable.

- No debo ser ofensivo al expresarme, ni burlarme de nadie; debo mantener la alegría por la vida en todo momento, pero con la aptitud de ser cuidadoso en no dañar a otros con lo que puedo decir, y lograrlo no me es difícil si mantengo mi propio autocontrol; me aquietaré y de esta manera aquieto a todos a mi alrededor.

- Sé que la amistad es el bálsamo al desconsuelo en mi vida, si estrecho esos lazos con esos fines también me estoy redimiendo ante las no aceptaciones.

Al final esas proposiciones con sentido de futuro para las actitudes nos llevarán a tomar posiciones serenas y con su aplicación se convertirán en los dones alcanzados como frutos, llamadas virtudes, todas en pos del logro de un relax espiritual en el diario vivir. Según los analistas se plantea que todo ser humano puede lograr ocupar estas posiciones satisfactorias que los llevan a la obtención de la capacidad de aceptación pero basado en su necesidad presente y para el futuro, importantes para el logro de sus metas.

Existen *tests* que permiten realizar mediciones para conocer y evaluar el estado del aprendizaje en cualquier rama del conocimiento, en fin para saber hasta dónde se ha aprendido algo. También existen *tests* para evaluar no solo características de la personalidad, sino también otros aspectos como son: adicciones, percepción de la función familiar, sobre la salud, la alimentación, compatibilidad de pareja, depresiones, calidad de vida, etc.

De ahí que podamos nosotros mismos auto-evaluarnos, ya que existen determinados parámetros que definen cuando una persona posee una buena autoestima, por ejemplo, y si al aplicarnos nosotros mismos el *test* para valorarla, podremos comprobar cuán alta o baja la tenemos.

A continuación, veamos en qué consiste tener una buena autoestima según el pastor y psicólogo Edwin Lemuel y el Dr. Nelson Vicioso. De acuerdo a dichos doctores, cuando se tiene una buena autoestima, esto conlleva poseer:

- confianza en los conocimientos
- auto-aceptación
- responsabilidad
- respeto de sí mismo
- autoconfianza
- capacidad para tomar decisiones propias
- convicción de la dignidad en el triunfo
- liberarse de conceptos negativos sobre uno mismo
- eliminar conductas autodestructivas
- seguridad de sus valores
- actitud afirmativa hacia sus derechos, deseos y necesidades
- capacidad de aprender; desafiar y exigir
- capacidad de amarse a sí mismo.

A partir de estos conocimientos, cada persona puede crear preguntas dirigidas a ella misma que le permita evaluarse y así estará creando su propia herramienta. Pero de todas maneras, ya hay varios *tests* realizados por profesionales que nos pueden ayudar y, seguidamente verán como ejemplo algunas preguntas de dichos *tests* para evaluar el autoestima:

1- Viene alguien a interrumpirte cuando estás trabajando o haciendo algo que consideras importante, ¿qué haces?

O   *Le atiendo, pero procuro cortar cuanto antes con educación.*

O   *Le atiendo sin mostrar ninguna prisa en que se marche.*

O   *No quiero interrupciones, así que procuro que no me vea y que otra persona diga que estoy muy ocupado.*

2- Te preocupa mucho la impresión que causas sobre los demás, si caes bien o no...

O   *Mucho, no soporto que alguien me tenga mal considerado.*

O   *No siempre, sólo cuando me interesa especialmente la amistad de la otra persona.*

O   *Lo que los demás piensen de mí no influirá en mi forma de ser.*

3- ¿A dónde crees que te lleva tu forma de ser?

O   *Hacia una mejora constante.*

O   *Al desastre.*

O   *A la normalidad.*

Se plantea que la autoestima positiva desempeña un papel preventivo ante las situaciones que puedan fomentar la aparición de los estímulos negativos y con ellos el estrés, por lo que tener buena autoestima es un paso importante. Es importante la evaluación que haga cada persona de su autoestima para, si no es positiva, poder trabajar en este sentido.

Este autoanálisis es muy necesario hacerlo cada cierto tiempo para no acumular los problemas y los grupos de estímulos negativos que nos puedan resquebrajar el control de la mente y de las actuaciones.

Algunos ejemplos de actividades de autoayuda para elevar la autoestima

Los siguientes ejercicios te ayudarán respecto a la aceptación de la figura corporal:

- realiza todos los días al menos una cosa que sea buena para tu cuerpo
- camina o corre
- come frutas y verduras
- toma una ducha por un largo rato disfrutando el agua
- arréglate el cabello
- límpiate bien los dientes
- mírate frente al espejo, observa y reconoce tu cuerpo completo
- acaricia tu piel, ponle cremas y date masajes
- encuentra cuál es la parte más atractiva de ti
- haz ejercicios de relax y de liberación de tensiones
- no trates de ajustarse a modelos de otros cuerpos, sino ama el tuyo, todos son diferentes y en todos hay atractivos llegando a gustar tanto o más que el de esas modelos, con figuras corporales implantadas muchas veces.

La figura corporal se debe cuidar, pero no debe ser lo más importante, porque la gracia mejor es hacerlo expresivo de una forma diferente y exclusiva.

¡Aprecia tu cuerpo porque cada persona es única!

Pensamientos creados de manera errónea, que llevan a la persona a que le baje la autoestima

Hay personas que se conforman criterios sobre otra basándose tan solo en un hecho que ocurrió, y por lo general no resultan válidos. Se ofrecen a continuación algunos ejemplos de pensamientos que pueden llevar a las personas a que les baje la autoestima, y estos son pensamientos erróneos que podemos enmendar.

Le llamamos	Pensamiento	Cambiarlo por
Mecanismo de hiper-generalizaciones	*Todo el mundo..., nadie..., siempre...*	*No todos..., alguien sí..., no siempre ocurre...*
Designaciones globales	Visiones distorsionadas de sí mismo: *soy un.., soy muy...*	*No soy lo que pienso. Soy alguien normal y puedo hacer cosas buenas.*
Filtrado negativo	Ve solo lo negativo: *esto está mal, esto...*	*Ya está todo bien. Esto está mejor...*
Pensamiento polarizado o maniqueo	Lo ve todo bueno o todo malo, solo ve los extremos: *soy totalmente bella, soy totalmente fea*	*Tengo cosas bellas y cosas feas.*
Autoacusación	Se cree culpable de todo: *no lo pude evitar, lo estropeo todo con mis errores...*	*No me culpo porque hice lo que pude, se estropeó todo pero la culpa no fue totalmente mía.*
Personalización o auto-atribución	Piensa que lo que sucede está relacionado con él: *seguro que lo dice por mí, sé que se refiere a mí.*	*Lo que dice no tiene que ver conmigo, no se refiere a mí para nada...*
Proyección	Creen que los demás ven todo como ellos: *¿por qué no hacemos esto? a mí me gusta..., tengo frío, ponte algo.*	*¿Qué creen que podemos hacer?, tengo frío pero tú no tienes.*

Hipercontrol	Piensan que todo está bajo control. Se expresan: *yo puedo con todo, y todo está controlado.*	*No debo hacerlo todo, otros pueden hacerlo, no debo controlar todo, debo dejar a otros que sean ellos y que crezcan.*
Hipocontrol	Piensan que no están las cosas bajo su control. Dicen: *yo he podido con todo, soy incapaz.*	*sí puedo hacer gran parte de las cosas aunque puedo recibir ayuda.*
Razonamiento emocional	Usan sentimientos, prejuicios, simpatías o antipatías para valorar la realidad. Dicen: *no me cae bien, luego lo hace mal...*	*Sí me debe caer bien, porque convivirá conmigo en el trabajo, en realidad puede ser una buena persona más adelante, al menos se esfuerza y logra hacerlo bien.*

Por último, quisiera plantearles una pregunta que se hacen muchos: ¿cómo trabajar para vencer los daños que puede causar no poseer una buena autoestima?

Se pueden romper los pensamientos erróneos sirviéndose de palabras o frases contundentes. Por ejemplo, que la persona se diga a sí misma: *no, mentira, calla, para con esta basura, no es cierto...* y también utilizando los ejemplos expuestos en la tabla anterior.

Es importante: desenmascarar el mecanismo, realizar análisis realistas que tengan en cuenta toda la realidad y sus distintos matices, utilizar pensamientos positivos, reafirmar nuestra propia valía y posibilidades de forma realista y optimista.

6

LOS VALORES RELIGIOSOS BÍBLICOS, SU PAPEL DE autoayuda para la espiritualidad sanadora

El papel de la oración como eje espiritual sanador preventivo

Se usas después de la venida de Jesucristo las oraciones «Padre Nuestro» (Mateo 6:9-13), «Credo» y «Gloria», también las de algunos santos según la fe que se profese, por ejemplo, la oración de San Francisco de Asís, que se ajusta mucho a uno de los temas de este libro pues manifiesta la necesidad de la búsqueda de una reconciliación con el perdón para la redención y la paz.

La oración, pues, ha sido una herramienta de apoyo usada para la sanación del espíritu y el alma del ser humano; funciona como ejercicio directo de práctica de nuestra espiritualidad, como ayuda y autoayuda. Se entiende también que la oración es como un diálogo íntimo a fin de obtener comunicación, unirse a Cristo y obtener la ayuda de Dios.

Otra forma de orar es con los Salmos, que conducen a un encuentro directo con el Padre. En este caso la oración «Padre Nuestro» que Jesús enseñó según la historia bíblica para que los hombres la rezaran.

Los católicos, por ejemplo, también tienen oraciones a los ángeles, a los arcángeles y a las once mil vírgenes. Según sea el país y su cultura, existen muchas otras. Todas se hacen de rogatoria, gratificando o alabando con fines de lograr la intercesión de Dios para las sanciones, soluciones de los problemas, la protección, etcétera.

Los textos de la *Biblia* les hablan a los hombres sobre el poder de la Palabra. Y otro ejemplo, para los católicos, es el rosario: rezo tradicional que conmemora veinte misterios de la vida de Jesucristo y de la Virgen María, recitando después de cada uno de ellos un «Padre Nuestro», diez «Ave María» y un «Gloria».

El poder de la oración nos acerca a Dios, indiscutiblemente si se hace auténticamente, con la fe de verdad puesta en la oración, logra que la persona sea mejor persona. La Palabra, para los creyentes, tiene poder y les hace entender a ellos las variadas formas de utilizarla para su bien y el de sus familias.

Los Proverbios y Salmos de la *Biblia* pueden utilizarse en el vocabulario cotidiano familiar y desempeñan un importante rol para el logro de la interiorización de posiciones positivas. Citemos ejemplos de Proverbios 10:7 y 10:9: «La memoria del justo será bendita; Mas el nombre de los impíos se pudrirá», «El que camina en integridad anda confiado; Mas el que pervierte sus caminos será quebrantado».

7

Conclusiones y criterios finales
sobre el estrés

Como pueden apreciar son muchas las herramientas de autoayuda que pueden aplicarse para prevenir y combatir el estrés aunque existan contradicciones sobre el tema dada la diversidad de criterios médicos, científico-filosóficos, sociales, teologales, socio-lógicos y psicológicos.

Aunque sea el tema difícil de abordar por lo polémico, ha sido un placer poderlo llevar a ustedes a través de estas páginas, al saber que pueden proporcionarles la posibilidad de llegar a sus propias valoraciones sobre este mal arcaico. Quizás hayan percibido algunos planteamientos que se repiten, pero mi objetivo fue mostrarles el estrés desde diversos puntos de vista y ofrecerles varias herramientas que puedan ayudarles y que incluso algunas se complementan. Todo para lograr combatir y/o neutralizar el estrés, asumir posiciones positivas y llegar a ser mejores personas, saludables además.

En varios lugares he encontrado esto pensamientos: «Nunca una noche ha vencido al amanecer y nunca una noche ha vencido a la esperanza», y «Nunca es más oscuro que cuando va a amanecer». Lo que quiero expresarles es que la esperanza la tenemos que mantener viva, confiar en nosotros mismos, que somos los únicos capaces de construir nuestro amanecer. Nuestras virtudes y valores que dignifican nuestra existencia como seres humanos son las mejores herramientas a utilizar tanto para autoayudarnos como para ayudar a personas que tengamos cerca.

¡Encender una luz en nuestra mente, hacer desaparecer cualquier rincón oscuro de nuestro interior podría ser una meta a trazarnos!

En una conferencia a la que asistí, el Dr. Cristian nos dijo que:

A todo individuo para vivir muchos años lúcidos y sanos físicamente, le es necesario cuidar de la vida material e incluir en su ambiente una espiritualidad sana [...] por lo que al ser humano cuando la mente se le afecta la salud se le resquebraja.

Este planteamiento que dejé para el final y que de igual manera corrobora la unidad existente entre lo material y lo espiritual en los seres humanos, plantea lo importante que es buscar la armonía necesaria para el equilibrio. Así se reafirma la necesidad de que el hombre debe incluir en su ambiente una espiritualidad sana, lo cual hace que podamos apreciar que las ciencias médicas tienen en cuenta y nombran a la espiritualidad como otra de las aristas que debemos atender.

> *Todos nosotros con esfuerzo y disciplina, tenemos*
> *la capacidad de controlar nuestros pensamientos*
> *y nuestras acciones. Esto es parte del proceso del*
> *desarrollo de la madurez espiritual, física y emocional.*
> GORDON B. HINCKLEY

El hombre actual, a pesar de tener el derecho y la posibilidad de que todo el vacío o dolor que sienta en su interior pueda ser sustituido por lo que aporte la palabra espiritual positiva, a fin de modificar su mente, cambiar sus posiciones, descargar su corazón para renovarse espiritualmente y liberarse físicamente de toda la tensión que lo agobia, aún no se ha enfocado desde la posición personal hacia esa necesidad propia.

> *La felicidad es a veces una bendición, pero por lo general es una*
> *conquista. El instante mágico del día nos ayuda a cambiar, nos*
> *hace ir en busca de nuestros sueños.*
> PAULO COELHO

Se corrobora la unidad existente entre lo material y lo espiritual en los seres humanos y nos hace ver la necesidad de que el ser humano incluya en su ambiente una espiritualidad sana teniendo en cuenta y nombrando a esta como otra de las cosas a las que debemos prestar atención y enfocarnos para el gozo pleno.

Amigos lectores, les invito a hacerse esta pregunta: ¿Trabajar contra la violencia que genera la aparición del estrés desde el plano individuo-familia-sociedad, será otra forma de trabajar contra la violencia que existe en el mundo actual?

Sé que es muy difícil responderla porque depende de muchos factores, pero trate de hacerlo y verá que puede hallar la respuesta.

Y estamos seguros que si asume esa posición en base a la respuesta afirmativa a la pregunta anterior, logrará mantener su propia paz, buen razonamiento que le evitará ocupar posiciones infructuosas en los momentos difíciles, actuar como un ente equi-librador y no ser un ente negativo ante cualquiera situación.

Se habla de la necesidad de que las comunicaciones se realicen a través de un diálogo transparente, respetuoso y amistoso como ente reconciliador entre semejantes, entre las diferentes familias y entre las naciones. Si analizamos y nos evaluamos, sabemos que nos pasamos la vida luchando y divergiendo unos con otros, sin olvidar las ofensas ni darnos cuenta de que con esa posición solo obtenemos darle el paso al mal y crear las condiciones que conducen a que seamos proclives a padecer de estrés y de las enfermedades que de él se derivan.

> *La fe es la manera de tener lo que esperamos, el medio para conocer lo que no vemos.*
> *Sagrada Biblia*, Hebreos, 11:1

En nuestra opinión, la fe y las creencias religiosas pueden funcionar como un arma espiritual esperanzadora, pacificadora y que puede ayudarnos a tener el dominio de la confianza, la aceptación y alcanzar la capacidad de espera ante las hostilidades, maldades y enfermedades que nos tocan sufrir a diario.

> *La fe busca entender.*
> ANSELMO DE CANTERBURY

La mayoría de las personas temen al cambio y ese temor es el que los frena para obtener el progreso mental y espiritual de ser completamente saludables, física y emocionalmente. ¡Tomar posiciones necesarias para mejorar como seres humanos, es un tesoro a encontrar!

¿Puede ser cierto el planteamiento que nos dice que la palabra de Dios transforma para bien la vida del ser humano? ¿Pudiera ser la fe un ente controlador de los flujos negativos, arcaicos y violentos que heredamos? ¿Pudiera ser la fe una fuente desarrolladora del positivismo necesario en toda persona en pos de su bienestar y alegría? ¿Pudiera ser la fe una ayuda para lograr un estado mental fuerte con el cultivo de sus virtudes y con ella poder cooperar en la prevención de algunos tipos de estrés? ¿Pudiera la fe ayudarnos a resolver los problemas entre los hombres y las naciones para la paz en general? Respeto cualquier punto de vista, pero desde el mío, la respuesta a todas estas preguntas es afirmativa.

¡Ser personas especiales para con nosotros y para los demás es el mejor camino a seguir, si nos lo proponemos! De esta manera serán renovadas nuestras formas de pensar, como si nos surgiera desde nosotros un retoño nuevo.

> *No quiero que valgas la pena, quiero que valgas el tiempo, que valgas las risas, que valgas los sueños, que valgas las palabras, que valgas las renuncias, que valgas los cambios...*
> *que valgas cada momento.*
> ANÓNIMO

SOBRE LA AUTORA

Elena Sánchez Alonso es escritora, poeta, ensayista, guionista de teatro y de telenovelas, analista e investigadora. De nacionalidad cubana, nacida en Cárdenas, Matanzas. Estudió en el Instituto Superior Pedagógico Juan Marinello de esa provincia. Ya graduada, cursó varios posgrados, entre ellos el de Metodologóa de la Investigación Social. Sus conocimientos y experiencia le permitieron ejercer como Especialista de Literatura, e impartió talleres de apreciación y de creación literaria con estudiantes y talentos de la enseñanza primaria, media y superior.

En Cuba escribió quince libros de diferentes géneros, incluyendo investigaciones de diversos temas; todos ellos cuentan con el registro de derecho de autor en la oficina del Centro Nacional de Derecho de Autor de Cuba (CENDA). Reside actualmente en Miami, Florida desde el año 2009 y se incorporó al Club Cultural Atenea de esta ciudad en el 2012. Obtuvo el diploma acreditativo en Estados Unidos de Guionista de Telenovelas en un curso en la Escuela de Escritores José Martí de Miami, y posee escrito un guión original. La Editorial Voces de Hoy le publicó en el año 2015 el libro *Apuntes sobre apreciación literaria: una experiencia.*

ÍNDICE